코로나19가 바꾼
백세시대의 미래

코로나19가 바꾼 백세시대의 미래

박상철 지음

시공사

코로나19 팬데믹은
백세시대의 위기이자 기회다

역사학자 아널드 J. 토인비Arnold J. Toynbee는 그의 명저인《역사
의 연구Study of History》에서 문명의 흐름을 도전과 응전의 역사로 설
명한다. 인류는 천재지변의 도전에 과감히 응전하여 생존함으로써
만물의 영장이 되었다. 특히 감염병에는 진화적인 대응으로 생체
방어 면역능력을 갖추어왔고, 나아가 물리적·사회적 방법으로 회
피와 격리를, 화학적 방안으로는 치료제를 개발했다. 무엇보다 원
인 병원체를 확인하고 생체 면역능력을 인위적으로 증진하는 백신
개발을 통해 인류의 생존을 지키고 수명을 연장했다.

코로나19 사태에서는 면역적 대응 방안이 미처 수립되지 못했
기 때문에 엄청난 혼란을 초래했다. 결국 기존 세상과는 전혀 다
른, 언택트untact라는 말로 대표되는 비대면 세계를 경험했다. 사람

들은 하루하루를 불안하게 보내면서 날마다 얼마나 많은 확진자가 세계 어디에서 발생했는지에 초미의 관심을 기울였다. 일상생활에서는 사회적 거리두기와 손씻기, 마스크 착용하기 등의 방역 수칙을 귀가 따갑게 들으며 간절한 심정으로 백신 개발이 이뤄지길 학수고대했다. 다행히 전 세계적인 관심과 전력투구의 노력으로 유례없이 짧은 1년이라는 기간 안에 몇 가지 백신이 신속 개발되었고, 국제기구와 국가들은 서둘러 긴급사용승인을 통해 접종을 시작해 선진국에서는 상당 부분 백신접종이 완료되었다.

필자가 백신과 인연을 맺게 된 것은 1990년대 중반 유엔 산하 기구인 유엔개발계획United Nations Development Programme, UNDP이 저개발국가의 아동들을 위한 국제백신연구소International Vaccine Institute, IVI를 설립하려는 의도를 받아들여 이를 국내에 유치하려는 뜻을 세운 당시 서울대학교 조완규 총장님과 박상대 연구처장님의 권유때문이었다. 국제백신연구소의 기본 목표는 저개발국가 국민들이 경제적 이유로 수많은 감염병으로부터 보호받지 못하는 불평등을 해결하기 위해 효율적이면서도 저렴한 백신을 개발·보급하자는 사해백신평등주의cosmovaccinism다.

그 무렵 필자는 생명과학 발전의 도약을 꿈꾸던 차였기에 백신 개발을 주도하는 국제기관의 유치가 우리나라 생명과학 발전에 강력한 동력이 될 것으로 기대하고 적극 참여했다. 국제백신연구소 유치 이후 이를 뒷받침하는 한국후원회에 참여하여 현재는 후원회장으로 봉사하고 있다. 그렇게 연구소 후원 활동에 최선을 다하고 있던 중에 코로나19 팬데믹이 발발했다.

필자가 코로나19 팬데믹 사태를 남달리 특별하게 바라보는 이유는 코로나19 치사율이 연령별로 크게 차이가 나기 때문이다. 고령층 치사율이 젊은이들에 비해 수백 배 이상 높다는 점은 장수사회의 미래에 대해 고민하고 있던 필자에게 큰 충격이었다. 코로나19 팬데믹 대책으로 예방과 함께 치사율을 낮추는 일이 급선무라고 생각했다. 예방을 위해 생활습관 개선 같은 개인적 실천과 거리두기 같은 사회적 대응도 중요하지만, 결국 백신접종을 통한 예방이 최우선이라는 것에는 의문의 여지가 없다. 그런데 백신접종이 상당 부분 진행된 지금도 백신의 효과와 부작용에 대해 유언비어에 가까운 낭설들이 횡행하고, 백신 무용론과 음모론이 여전히 나도는 것을 보면서 안타까운 마음을 금할 수 없다.

그동안 필자는 백신에 대한 일반인들의 우려를 덜어주려고 언론 칼럼, 비대면 교육, TV 강연 등을 통해 방역과 백신의 중요성을 누차 상소했지만, 만족할 만한 효과를 거두지 못했다. 차선책으로 사람들에게 면역과 백신에 대한 폭넓은 정보를 제공하여 이를 정확하게 이해하도록 돕는 작업이 절실하다고 판단해 종합적인 설명서를 기획하게 되었다. 그동안 필자가 저술한 《생명의 미학》(2009), 《노화 혁명》(2010), 《마그눔 오푸스 2.0》(2019) 등과 현재 《아주경제》에 연재 중인 〈박상철의 100투더퓨처〉 칼럼에 실었던 생명현상의 본질, 노화 및 생체보호 시스템, 그리고 코로나19 대응에 관한 내용들을 수정·보완하고, 이에 덧붙여 감염병과 방역의 역사를 탐색하면서 백신의 작용 기전과 개발에 관한 자료를 수집했다.

때마침 시공사 박혜린 회장이 백신에 관한 책을 저술하면 어떻겠느냐는 제안을 해주어 감사한 마음으로 받아들였다. 필자의 실무 경험이 별로 없는 백신 제조와 효과에 대해서는 국제백신연구소의 연구개발처장인 송만기 박사에게 부탁하여 김재욱, 서상환, 양재승, 심병식, 최정아 박사가 부분적으로 참여하여 매듭지을 수 있었다. 이분들에게 심심한 감사의 마음을 전한다. 하지만 이 책의 모든 내용은 오로지 필자의 책임임을 분명하게 밝히고자 한다.

이 책은 전문적인 논문이나 학술 연구서가 아니라 일반인이 이해하기 쉽도록 학술적 내용을 평이하게 풀어 쓴 책으로 복잡한 각주 등은 굳이 표기하지 않았다. 다만, 관심 있는 독자들이 관련 자료를 쉽게 찾아볼 수 있도록 중요한 사실을 발견한 학자들의 이름과 과학적 내용은 정확하게 밝혔다. 아울러 면역과 백신의 작용 메커니즘을 되도록 쉽게 설명하려고 노력했다. 그러나 과학기술 및 의학과 관련된 전문적 개념과 백신의 종류, 제조 및 효과를 설명하는 부분은 전문성이 강한 내용이어서 최대한 풀어서 서술하려고 노력했지만 만족스럽지 못해 독자들의 양해를 부탁한다.

이 책에서 다루는 핵심 주제는 첫째 코로나19 팬데믹의 도전과 인류의 응전이고, 둘째 초고령사회와 감염병이다. 영국의 마지드

에자티Majid Ezzati 박사 팀이 세계적인 의학 전문지인 《란셋Lancet》에 발표한 논문에서 한국은 2030년 남녀 모두 세계 최장수국이 되고, 특히 여성의 기대수명은 인류 역사상 최초로 90세를 넘을 것이라고 예측했기에 코로나19 팬데믹과 장수사회 문제를 더욱 심각하게 고민하게 되었다. 장수에는 반드시 건강과 행복이라는 조건이 동반되어야 하는데 코로나19는 노인의 높은 치사율이라는 심각한 경종을 울렸기 때문이다.

기왕 다가오는 최장수국의 영예를 빛내려면 그에 걸맞은 철저한 대비가 필요하다. 코로나19 팬데믹을 슬기롭게 극복하는 것은 물론, 앞으로 새롭게 닥쳐올지도 모를 감염병에도 안전한 장수사회를 구축하는 토대를 마련해야 한다. 이를 위해서는 노인들을 보호하기 위한 생활습관 개선과 더불어 사회적 안전망 확보도 중요하지만, 과학기술과 의학의 총아인 백신이 힘을 발휘하도록 노력할 수밖에 없다. 아직도 일부에서 백신 무용론을 주장하고 있지만, 사회적 격리와 함께 백신접종의 이득이 개인뿐 아니라 사회적으로도 지대하다는 점은 분명하다. 이번 코로나19 팬데믹은 백신이야말로 장수사회를 보장하는 핵심적인 생존보험이라는 것을 분명하게 밝혀주었다. 나아가 우리나라가 전 세계의 모범이 되는 K방역을 성공적으로 이룬 배경에는 전통사회의 두레 정신이라는 사회적 배려가 있었음도 분명해졌다.

한편, 코로나19 사태는 과학기술도 획기적으로 발전시켰다. 특히

mRNA 백신의 성공은 향후 수많은 질환과 퇴행성 변화를 해결하는 열쇠가 될 것이고, 코로나19의 고령 특이적 중증화는 그 원인을 분석하고 대안을 강구하게 되면 미래 장수사회의 문제들을 해결하는 절묘한 전화위복의 기회가 되리라 믿는다. 코로나19는 인류에게 엄청난 시련을 준 도전이었지만, 결국 인류는 이에 응전하여 새로운 과학기술을 발전시키고 사회를 재정비하여 건강한 장수사회를 이룩할 것으로 기대한다.

2022년 봄

박상철

Contents

4장 백신의 빛과 그림자

5장 코로나19 팬데믹과 장수사회의 미래

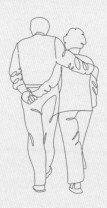

1장

인류 역사와 감염병

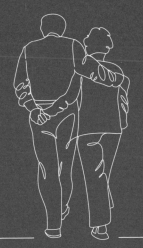

코로나19의 발발과 확산

2019년 말부터 2020년 초에 인터넷을 중심으로 중국 후베이성 우한武漢 지역에 사스SARS(중증급성호흡기증후군)와 유사한 괴질이 발생했다는 흉흉한 소문이 돌기 시작했다. 우한시중심병원 의사 리원량李文亮이 병원 내부 의료진에게 이런 상황을 알리고 주의를 촉구하는 내용이 인터넷상에 퍼지면서 심각한 상황이 비로소 알려지게 되었다. 중국 당국은 이때까지 철저한 보안을 유지하고 있었기 때문에 리원량은 병원 내부 정보를 유포했다는 질책과 함께, '허위 정보를 퍼뜨려 민심을 불안케 하고 있으며 관련 사실을 계속 유포할 경우 체포당할 수 있다'는 통보를 받고 공안국에 소환되어 자술서를 제출해야만 했다. 이후 병원에서 환자들을 돌보다가 그 자신이 2020년 1월 8일 확진 판정을 받고 입원 치료 중 2월 7일 사망하여 결과적으로 코로나19 발발을 세상에 알린 영웅이 되었다.

이 무렵 우한에서는 수많은 사망자가 발생하여 치료는커녕 사후 시신 처리도 제대로 하지 못하고 있다는 사실이 소셜 미디어를 통해 외부로 알려지면서 유언비어가 난무하고 주민들이 공포에 휩싸이기 시작했다. 이어 중국 당국은 2020년 1월 23일 인구 천만 명이 넘는 우한 지역을 완전 봉쇄하고, 그후 76일 동안 주민 이동을 전면 차단하는 철저한 지역 봉쇄정책을 시행했다.

하지만 이 신종 바이러스 질환은 2020년 1월 중순을 지나며 중국의 최대 명절인 춘절에 귀향하거나 해외여행을 떠나는 중국인들을 통해 중국 내 다른 지방은 물론 전 세계로 급속히 확산되었다. 우리나라의 첫 번째 확진자는 1월 20일 우한에서 들어온 중국인 관광객이었고, 22일 우한을 다녀온 한국인 50대 남성이 두 번째로 확진된 뒤, 이어 신천지교회를 중심으로 코로나19의 1차 대유행이 폭발적으로 시작되었다. 현재까지 2차, 3차, 4차를 거쳐 오미크론 변이까지 코로나19 대유행을 겪고 있다.

팬데믹을 선언하다

2020년 1월 7일, 우한에서 발생한 원인 미상의 폐렴을 일으키는 병원체가 새로운 종류의 코로나바이러스임이 밝혀지고, 곧이어 바이러스의 전체 염기서열이 완전 해독되어 전 세계에 공개되었다. 또한 우한시에 위치한 세계적 규모의 바이러스연구소 인근의 화난수산시장이 바이러스의 진원지로 추정되었고, 이곳에서 거래되는 대나무쥐, 오소리, 밍크, 뱀 등이 감염원일 가능성이 제기되었다. 우한바이러스연구소가 확산 초기 단계의 환자에서 채취한 바이러스의 전체 게놈 서열을 분석한 결과, 2003년에 유행한 바이러스와 유사한 종이고 사스코로나바이러스와 79.5%, 박쥐에서 발견되는 코로나바이러스와 96% 일치하며, 천산갑의 바이러스와도 높은 '상동성'이 있다고 공개했다. 하지만 이 새로운 바이러스의 근원에 대한 의문은 여전히 풀리지 않고 있다. 박쥐나 천산갑에는 인체 전파에 중요한 스파이크단백질 분할 부위의 돌연변이가 없기 때문에 인위적 조작 가능성도 제기되었다.

세계보건기구WHO는 2020년 1월 30일 국제공중보건긴급사태 Public Health Emergency of International Concern, PHEIC를 공포했고, 2월 11일에는 신종 바이러스를 사스코로나바이러스-2SARS-CoV-2로 명명하고 이 신종 감염병을 코비드-19COVID-19라는 명칭(한국에서는 코로나19로 약칭해서 통용됨)으로 통일했다. 이후 3월 11일에 WHO는 114개국에서 10만 명 이상의 감염자와 4천 명 이상의 사망자가 발생하자 세계적 팬데믹으로 공식 선포했다. 팬데믹Pandemic은 그리스어에서 유래되었으며, '모두'라는 뜻의 'Pan'과 '주민'이라는 뜻의

'Demos'가 합쳐진 말이다. '전 세계적으로 모든 사람에게 영향을 미치는 질환'이라는 의미로 범유행병汎流行病이라고 부르기도 한다.

WHO는 팬데믹이 되기까지의 과정을 여섯 단계로 구분하고 있다. 1단계는 동물에 한정된 감염, 2단계는 동물 간 전염을 넘어 일부 사람에게 감염된 상태, 3단계는 사람들 사이에서 감염이 증가된 상태, 4단계는 사람들 간 감염이 급속히 확산되면서 세계적 유행병이 발생할 초기 상태, 5단계는 감염이 널리 확산되어 최소 2개국 이상에서 병이 유행하는 상태, 6단계는 다른 대륙의 국가까지 추가 감염이 발생한 상태로 구분하고 있다. 팬데믹으로 인정될 수 있는 조건은 감염병이 광범위하게 파급되거나 치사율이 높고 전염성이 강해야 한다. 따라서 암과 같은 질환은 인명 피해가 크지만 전염성이 없기 때문에 팬데믹으로 간주되지 않는다. 감기나 계절독감은 비록 광범위하게 발병하지만 치사율이 높지 않아 범유행병이 아닌 풍토병Endemic으로 분류된다.

기초감염재생산지수R0는 환자 한 사람이 몇 명에게 직접 감염병을 옮기는지 나타내는 수치로, R0값이 5이면 한 사람이 5명에게 직접 병을 옮긴다는 의미다. WHO는 신종 코로나바이러스의 기초감염재생산지수를 1.4~2.5로 추정했다. 영국 MRC세계감염병분석센터는 신종 폐렴의 R0값이 2.1~3.5라고 추가 발표했다. 이후 코로나19는 이탈리아에서 크게 발병하여 스페인, 프랑스, 영국 등 유럽 각국은 물론 전 세계로 확산되었고, 결국 2022년 2월 11일 현재, 전 세계적으로 확진자가 4억 656만 9,213명, 사망자는 579만 2,869명에 이르렀다. 가장 타격이 큰 미국에서는 확진자가 7,743만 7,156명, 사망자는 91만 5,618명에 이르러 21세기 초반 전 세계를 충격에 빠뜨렸다.

코로나19의
치사율 수수께끼

코로나19가 전 세계로 파급되면서 치사율이 국가별, 연령별, 성별로 엄청난 차이를 보이자 특별한 관심과 주의를 끌었다. 중남미 국가들과 이탈리아, 스페인 같은 라틴계 국가들에서 상대적으로 높은 치사율을 보였다. 멕시코, 페루는 확진자의 거의 10%가 넘게 사망했으며 아랍권도 마찬가지로 높은 치사율을 보였다. 국가별로 치사율 차이는 국가 위생과 보건 시스템의 문제뿐 아니라 국민들의 생활습관과 문화적 차이가 큰 역할을 했다. 국가에 따라 병원 시스템이 미비하거나 위생 개념이 열악하고 건강보험제도가 미비한 경우 치사율이 높을 수밖에 없었다. 또한 남녀 성별에 따른 코로나19의 이환율罹患率(질병에 걸리는 비율)과 사망률도 크게 차이가 나타났다. 특히 50~60대 연령층에서는 남성 사망률이 여성 사망률보다 대략 2~3배 더 높게 나타났다.

그러나 치사율에 결정적으로 영향을 미치는 요인은 환자들의 기저질환 내력이다. 코로나19로 사망하는 환자들의 약 95%에 고혈압, 당뇨, 비만, 만성 폐질환, 암과 같은 기저질환이 있음이 여러 논문에 발표되면서 그 심각성이 크게 부각되었다. 이런 기저질환들은 대부분 생활습관과 연관되어 있기 때문에 인종, 연령, 성별에 상관없이 생활습관을 개선하여 이러한 질병을 예방하는 것이 매우 중요한 해법이다.

그동안 인류는 인간에 대한 모든 차별을 극복하고자 전력을 다해왔다. 대표적으로 인종차별, 성차별, 연령 차별, 빈부 차별 등을 해결하기 위해 노력해 왔는데, 이번 팬데믹은 이런 노력들을 허물어뜨리고 차별화를 극대화시키는 방향으로 진행됐다. 따라서 코로나19 팬데믹은 단순한 질병이 아니라 인류의 미래에 충격을 던져준 심각한 재난임이 분명하다.

감염병이 유행하게 되면 당연한 절차로 노약자에 대한 주의와 경고가 늘어난다. 면역계가 아직 성숙하지 못한 어린이들이나 상대적으로 약화된 노년층에게 감염병에 대한 대비를 철저히 하고 최우선적으로 백신접종을 독려한다. 이번 팬데믹은 다른 감염병들과 달리 어린이보다 노인에 대한 경고가 크게 늘어났다는 점이 흥미롭다. 즉 1910년대 대표적인 팬데믹이었던 스페인 독감은 젊고 건강한 사람들이 표적이었다면, 이번 코로나19는 늙고 건강하지 못한 사람들이 주 표적이 되었다.

실제로 코로나19 확진자 사망률을 보면 중국에서는 80%가 60대 이상 노인이고, 이탈리아에서는 90%가 70대 이상으로 발표되어 노인들의 건강상 취약점과 관련한 경각심을 불러일으키고 있다. 우리나라의 경우는 2021년 3월 12일 현재 질병관리청에 따르면, 코로나19 누적 확진자가 70대는 7.5%, 80대는 4.8%이지만 누적 사망자는 70대가 27.7%, 80대가 56.3%로 누적 치사율이 70대는 6.5%, 80대는 20.7%나 되어 고령자의 코로나19 취약성을 여실히 보여주고 있다. 그러나 노년층의 백신접종이 70% 이상 완료된 2021년 8월 22일까지 통계를 보면, 누적 확진자가 70대 5.1%, 80대 2.8%, 누적 사망자는 70대 27.8%, 80대 52.2%, 누적 치사율은 70대 5.1%, 80대 17.4%로 크게 개선되었다.

코로나19에 의한 사망 패턴을 분석해 보면 무엇보다도 환자의 연령이 결정적이다. 코로나19 치사율이 연령에 따라 지수함수적으로 증가한다는 사실이 여러 나라 조사에서도 모두 공통적으로 지적되고 있다. 하지만 더 중요한 사실은 앞에서도 말한 바와 같이 대부분의 사망자들에게 기저질환이 있다는 점이다. 특히 이탈리아의 초기 보고에서 코로나19 사망자의 99%는 적어도 한 가지 이상의 기저질환이 있었다는 점을 밝히고 있다. 이러한 기저질환은 대부분 노화와 관련된 질환들이다. 결국 코로나19 치명률은 연령, 기저질환 및 성별이 결정적인 요인임을 시사하고 있다.

인류의 붕괴와 사회적 혼란

팬데믹이 계절에 상관없이 진행되고 전파력도 강하지만 특히 고령자의 치사율이 높다는 사실은 인류가 면면히 추구해 온 수명 연장의 희망에 찬물을 끼얹었다. 또한 선진국이라는 국가들마저 사망자들의 주검을 적절한 장례 의식이나 절차도 없이 무차별적으로 매장하는 장면은 커다란 충격을 주었다. 의료 체계가 마비되고 장례 시스템이 붕괴되어 심지어는 시신을 냉동 트럭에 방치하거나 비닐 백으로 싸서 외딴 지역에 집단으로 매장하는 광경을 뉴스로 지켜보면서 우리는 누구나 인간의 존엄성이 무너지는 처절한 심정을 금치 못했을 것이다. 인류가 절실하게 추구해 왔던 불로장생의 꿈이 붕괴하는 순간이었다.

인류가 다른 동물과 차별화되고 인지능력을 가지게 된 결정적인 사건은 바로 주검의 매장이었다. 어떤 동물이나 영장류도 주검을 매장하지 않는데 오직 호모사피엔스만이 시신을 매장하여 왔다. 그 과정에서 사람들은 망자를 생각하며 죽음이 끝이 아니고 다음 생이 있을 것을 염원하면서 신화를 빚고 종교와 철학을 이루었다. 그만큼 죽음에 대한 의식과 절차는 인류에게 큰 의미를 부여한 소중한 일이었다. 이집트나 마야문명의 피라미드, 요르단의 페트라, 중국의 시황제릉, 신라와 백제 왕릉의 거대한 규모는 모두 죽은 조상과 영웅들에 대한 존경과 불사에 대한 염원을 품었기 때문에 가능했다. 더욱이 문자도 없던 석기시대부터 이미 우리나라 산하에 널려 있는 고인돌이나 터키의 괴베클리테페 같은 거창한 매장 시설이 만들어졌다는 것은 죽음에 대한 경배가 역사 이전부터 이미 원천적으로 인류의 핵심 요소였음을 보여주고 있다.

그런데 코로나19는 환자와 가족 간 접촉이 금지된 것은 물론, 팬데믹 초기에는 장례 절차도 생략한 채 사망자를 황급히 집단 매장으로 처리하는 불행을 초래했다. 감염병이 인류를 처참하고 공포스러운 나락으로 떨어뜨린 미증유의 대사건이 아닐 수 없다.

병원체와 인류의 공진화

병원체가 인간이나 동물에 침입해 증식하는 것을 감염感染이라고 하며, 이러한 감염에 의해 퍼져나가는 질병을 감염병(혹은 전염병)이라고 한다. 감염병은 감염된 인간이나 동물로부터 박테리아, 원충, 진균, 바이러스 등의 병원체가 공기나 직접적인 접촉을 통해, 또는 매개동물이나 음식물, 옷, 시설물과 같은 비동물성 매개체에 의해 간접적인 방법으로 이동하여 다른 개체에 침입·증식함으로써 일어나는 질병으로 정의된다.

감염병은 1만 년 전 인류가 농업시대로 진입하면서 사회문제가 되기 시작했다. 채집이나 수렵보다 농업이라는 수단을 사용하면서 인류는 생산량이 월등하게 증가하여 식량문제를 해결하게 되었지만, 잉여생산물은 인구 증가와 인구 집중을 유도하여 규모가 큰 집단 거주지역을 이루게 했다. 집단 거주지역은 인간이라는 숙주가 과밀한 밀도로 몰려 있기 때문에 병원체가 공격하고 다른 숙주로 옮겨 가기 쉬운 공간이 되었다. 집단 거주 생활을 하면서 축적되는 식량, 쓰레기, 배설물 등은 미생물에게 최적의 생존 공간을 제공했기에 위생 개념이 전무했던 고대 도시형 집단 거주지역에서 감염병이 창궐할 수밖에 없었다.

미생물인 병원체에 대한 개념이 없던 시절에는 감염병을 악마의 저주로 생각하거나 자신들의 죄에 대한 신의 징벌로 받아들였다. 감염병과 초자연적인 힘을 결부시키는 사고방식은 현대인들에게도 여전히 뿌리 깊게 박혀 있으며, 특정 종교들은 이러한 심리를 이용하기도 한다. 육안으로 볼 수 없는 병원체 존재가 알려진 것은 겨우 17세기였다. 그 이전까지 인간은 병원체를 눈으로 확인할 수 없었기 때문에 감염병이 창궐하면 귀신을 쫓아내는 주술적 방법을 치료에 사용할 수밖에 없었다.

생명체는 생존과 번식을 위해 외부로부터 에너지와 물질을 공급받아야 한다. 미생물 역시 예외가 아니다. 생존과 번식을 위해 다른 생명체인 숙주에 들어가서 물질과 에너지를 확보해야 한다. 그러나 미생물은 일반적으로 해당 숙주의 면역체계에 의해 증식에 실패하고 전멸하게 된다. 일부 미생물은 숙주의 생리기능을 방해하지 않고 적절한 선에서 생명을 유지하며 증식하는 공생 형태를

취하기도 한다. 대장균 같은 장내미생물들은 대부분 질병을 일으키지 않고 영향을 미치지 않으며, 오히려 숙주의 생리기능을 지원하기 때문에 병원체로 취급되지 않는다. 반면, 숙주의 생리기능을 방해하는 미생물은 병원체로 정의된다. 박테리아뿐만 아니라 기생충에 해당하는 원충, 세포에 기생해 공격하는 바이러스 같은 다양한 병원체들은 오랫동안 인간을 포함한 다른 생명체들을 끊임없이 공격하면서 진화해 왔다.

이러한 과정에서 병원체와 숙주는 상호 공진화coevolution하면서 병원체가 숙주의 면역체계에 걸러져 제거되기도 하고, 때로는 숙주 체내에서 폭발적으로 증식하여 질병을 일으키기도 한다. 대부분의 병원체는 적당한 선까지만 숙주의 생리기능에 장애를 일으킨다. 장애가 지나쳐서 숙주가 죽어버리면 병원체도 더 이상 생존과 증식에 필요한 양분을 공급받을 수 없기 때문이다. 다만, 병원체의 전파력이 워낙 뛰어나 새로운 숙주를 빨리 찾을 수 있다면 별반 문제가 되지 않는다. 병원체는 구조가 간단한 생명체인 만큼 전파력과 기생 능력을 극대화하도록 변이되고 진화하여 다양한 감염력과 치사력을 가진 병원체들이 속속 등장했다. 코로나19를 일으키는 사스코로나바이러스-2가 알파, 베타, 감마, 델타 등으로 변이하다가 최근 오미크론 변이형으로 대체되는 현상도 인간과 바이러스의 이러한 공진화 결과다.

인수공통감염병

19세기 들어 감염병의 원인이 박테리아와 바이러스 같은 미생물체임이 밝혀지고 전파 경로도 규명되기 시작했다. 감염병은 매개 방법에 따라 호흡기성 감염병과 소화기성 감염병, 곤충 매개 감염병, 접촉성 감염병으로 분류된다. 이들 감염병이 공기를 통해 호흡기로 들어가거나, 물·음식·쓰레기를 통해 입으로 들어가거나, 파리·모기·빈대·벼룩·이 등 곤충이 매개하여 피부로 전파되거나, 사람들 간의 성적 접촉에 의해 전파되는 경로가 차차 알려졌다. 그 결과 공중위생 개념이 등장하면서 호흡기 감염병을 방지하기 위해 마스크 사용과 사회적 거리두기가, 소화기 감염병을 방지하기 위해 물과 음식의 청결이, 곤충 매개 감염병을 막기 위해 환경 소독이, 그리고 성적 접촉을 제한하는 방안이 각각 강조되고 적용되었다. 또한 기후 영향을 크게 받는 감염병 전파 속도에 대해 계절별·기후대별·지역별 발생 차이도 규명되었다.

그러나 인류가 거주지와 산업용 공간을 확대해 가면서 야생동물의 서식지가 파괴되고 그 안의 병원체들이 인간도 감염시키는 인수공통감염병zoonosis이 출현하게 되었다. 야생동물 중에는 박쥐, 천산갑, 뱀, 들쥐, 오소리 등이 숙주로 밝혀졌고, 인간과 거주 공간을 공유하는 가축 중에는 닭, 오리, 돼지, 개, 소가 숙주로 등장하면서 인간 사회에 없던 미지의 질병이 발생하게 되었다. 이번 코로나

19도 인수공통감염병의 대표적인 사례로 박쥐 또는 천산갑에서 유래한 것으로 추정되고 있다.

인간과 바이러스의 무한 투쟁, 변이 출현

바이러스 돌연변이는 잠재적으로 자연감염 또는 백신을 통한 면역을 회피하거나, 더 가볍거나 아니면 더 심각한 질병을 유발할 수 있다. 또한 돌연변이는 바이러스가 사람들에게 더 빨리 퍼지고 특정 진단 테스트에 의한 탐지를 어렵게 만들기도 한다. 코로나19 진단 문제에 있어서 특정 항원만 인지하는 항원-항체 반응과 달리, 중합효소연쇄반응Polymerase Chain Reaction, PCR 검사는 바이러스를 검출할 때 여러 개의 바이러스 유전자 부위를 표적으로 활용하므로 표적에 돌연변이가 발생하더라도 다른 표적으로 확인이 가능하다. 기본적으로 감염 초기에는 PCR 검사, 감염이 진행되면 면역글로불린MIgM 항체검사와 면역글로불린GIgG 항체검사가 차례로 권장된다. 특히 IgG 항체검사는 환자가 감염되었다가 회복되었을 때 분명하게 나타나기 때문에 병의 이환력을 확인하는 데 사용된다.

코로나19의 전파력은 바이러스 특성과 돌연변이의 영향도 있지만 인간 행동과 주변 환경 조건도 중요한 변수다. 자연스럽게 발생하는 돌연변이를 막을 방법은 없기 때문에 이를 가속화시키는 상황을 만들지 않아야 한다. 일상생활에서 환기, 마스크 쓰기, 손씻기, 사회적 거리두기 등은 감염병 예방과 새로운 돌연변이 발생을 늦추는 유효한 수단이다. 전파력 지수인 R0값은 마스크 쓰기와 거리두기와 같은 인간의 적극적인 행동으로 낮출 수 있다.

전파력이 높아지면 감염자 수와 사망자 수가 늘어날 수 있다. 코로나19의 병원체인 사스코로나바이러스-2의 D614G 변이체에 대한 모델링 및 세포 수준의 연구 결과는 바이러스 전파 속도가 빨라질 수 있음을 보여주었다. 2020년 7월 초, 미국 연구진은 D614G로 알려진 돌연변이가 코로나19 바이러스의 전파력을 6배 증가시킨다는 연구 결과를 가상 바이러스와 배양세포 수준의 실험실 조건에서 얻었다. 또한 N501Y 돌연변이는 바이러스가 앤지오텐신전환효소2ACE2 수용체에 더 잘 붙도록 돕고, P681H 돌연변이는 바이러스의 퓨린 절단 부위에 영향을 끼쳐 바이러스의 세포 침입 능력을 높인다. 한편, 어린이들이 성인보다 사스코로나바이러스-2 감염에 더 강한 저항성을 나타내는 것은 아이들이 성인보다 기도 세포에 ACE2 수용체가 많지 않기 때문인 것으로 추정된다.

R0값은 특정 감염병의 고유한 값이 아니며 환경 조건에 따라 달라진다. 단위 시간당 접촉 숫자는 시골보다 대도시에서 훨씬 많고 집단행동을 하는 공간일수록 많아지므로 밀폐되고 밀접한 접촉을 하는 인구 밀집 지역에서는 R0값이 훨씬 더 높게 나온다. 감염병 유행의 전파 속도는 R0값, 연속 감염 기간(증상 발현 후 다음 감염자

증상 발현까지의 시간), 인구밀도, 역학조사 방식, 사회적 요인 등에 의해 복합적인 영향을 받는다. 동물 모델을 이용한 역학 실험, 바이러스학, 유전체학, 모델링 등을 통한 다양한 증거들을 수집해야 돌연변이와 전파 속도의 상관관계가 명확해질 수 있다.

바이러스의 돌연변이는 바이러스가 종간의 장벽을 뚫고 인수공통감염병을 일으키기 위한 선행 사건이다. 사스코로나바이러스-2도 돌연변이 때문에 박쥐, 뱀, 천산갑 등에서 인간으로 옮겨와 코로나19를 일으켰다. 따라서 중간 숙주에 머무는 바이러스의 돌연변이에 주목해야 한다. 팬데믹 동안 발생하는 돌연변이는 바이러스가 숙주에 적응해 나가는 과정이다. 대부분의 돌연변이는 바이러스 자신에게도 이익이 되지 않기 때문에 바이러스에 이롭게 작용하는 돌연변이가 정착하려면 단 한 번이 아니라 몇 세대 동안 연속해서 성공적으로 돌연변이가 일어나야 한다. 따라서 바이러스의 완전 박멸은 어렵더라도 전파 속도를 늦추면 돌연변이 시계도 늦출 수 있다.

역사적으로 팬데믹 동안 발생한 돌연변이가 질병에 치명적 영향을 준 사례는 드물다. 인플루엔자는 코로나바이러스보다 더 빠르게 돌연변이가 일어나며 훨씬 많은 변이체가 존재했지만, 지난 1세기 동안 인플루엔자의 병원성이 더 악화되었다는 증거는 없다. 자연감염 혹은 백신접종으로 면역이 생기면 면역 회피를 위해 바이러스의 돌연변이가 일어날 수 있다. 백신접종이 이루어지는 동안에도 경계를 유지하고 새로운 돌연변이를 지속적으로 감시해야 한다. 그러나 사스코로나바이러스-2 변이들은 전파력의 차이는 보이지만 아직 치명적 변이는 발생하지 않고 있다. 실제로 알파, 베타, 감마 변이체 후에 등장한 델타 변이체가 주도하다가 최근에는 독성이 약화된 오미크론 변이체가 우세종이 되었다. 이들 바이러스 변이종들은 돌연변이가 발생한 유전자의 위치, 또는 바이러스의 확산력이나 병의 중증도 차이 등을 중심으로 별도로 분류된다.

코로나19 바이러스의 변이종들

WHO가 모니터링하고 있는 코로나19 팬데믹의 원인 바이러스인 사스코로나바이러스-2 변이종은 위험도에 따라 관심 변이주variant of interest, 우려 변이주variant of concern 및 심각 변이주variant of high consequence로 분류하며, 명칭은 일반인들이 쉽게 이해할 수 있도록 발견된 순서에 따라 그리스 알파벳으로 표현하고 있다.

우한 또는 야생Wild주
중국 우한 지역에서 최초 발견된 바이러스 균주다.

알파Alpha 변이

2020년 가을 영국에서 처음 발견된 변이주로 B.1.1.7로 불린다. 미국 질병통제예방센터Centers for Disease Control and Prevention, CDC에 따르면 원바이러스 균주보다 더 빠르게 전파되며, 2020년 12월 미국에서도 확인되었다. 특히 두 군데가 특별한데 수용체인 ACE2와 직접 결합하는 N501Y 변이와 바이러스 침투에 필요한 S-P가 잘리는 부분인 P681H의 변이가 중요하다.

베타Beta 변이

B.1.351로 불리는 변이주로 2020년 10월 남아공에서 최초 확인되었으며, 영국 변이주와 유사한 돌연변이를 가졌다. 2021년 1월 미국에서도 확인되었다. K417N과 E484K 변이가 수용체 결합 부위의 구조적 변화를 가져올 것으로 예측되었다. 이 변이주는 이미 개발된 백신과 치료제 효과가 적어서 전문가들이 우려를 나타냈지만, 이들에 대해 일부 반응이 입증되었다.

감마Gamma 변이

브라질 변이주 P.1, B1.1.28.1는 K417N, E484K, H655Y 변이가 대표적이다. 2021년 1월 브라질에서 일본으로 여행 온 사람들에게서 발견되었다. 기존 항체와의 작용에 영향을 미치는 변이가 추가로 발견되었다.

델타Delta 변이

인도에서 발생한 2중 돌연변이로 B.1.617로 불린다. 이 변이주는 캘리포니아 변이주(B.1.427, B.1.429)의 L452R과, 남아공 변이주(B.1.351)와 브라질 변이주(P.1)의 E484Q 변이를 동시에 표출하고 있다. 스파이크단백질 L452R과 T478K, 484번의 두 가지 돌연변이를 가지고 있어 알파 변이주보다 60% 더 높은 전파력을 보였다. 최근에는 이 변이주에 추가로 베타 변이주와 감마 변이주에서 발견된 K417N 변이가 추가되어 전파력을 높인 델타 플러스Delta Plus 변이주가 새롭게 등장하여 위협하고 있다.

요타Iota 변이

미국 뉴욕에서 최초로 발견되었으며 B.1.526으로 분류된다. 남아공 변이주와 비슷하면서 기존 백신 작용을 회피하는 변이를 가졌다. 서로 다른 계통의 59종 코로나바이러스에서 발견되는 E484K 돌연변이가 문제로 지적되었다.

엡실론Epsilon 변이

미국 캘리포니아에서 발생한 B.1.427, B.1.429 변이주로 불리며 영국 변이주와 구별된다. 돌연변이 중 L428R은 바이러스 스파이크 단백질에 영향을 미쳐 공격성을 강화하고 전파력을 높인다. 코로나19 질환의 위중증을 높이고 고농도 산소 공급을 필요로 한다.

람다Lambda 변이

페루에서 발생한 람다 변이주(C.37)는 아르헨티나, 에콰도르, 칠레, 브라질 등 남미에서 급속 확산되었으며, 스파이크단백질의 L452Q와 F490S의 두 가지 변이를 가지고 있다. 전파력이 높다고 보지만 WHO는 우려 변이주가 아니라 관심 변이주로 분류한다.

뮤Mu 변이

콜롬비아에서 처음 확인되어 이미 39개국에서 발견된 새로운 변이주다. 원래 B.1.621로 명명되었으며 P681H, E484K, K417N 변이를 동반하고 있어 기존 백신의 면역을 회피할 가능성이 높다. 새로운 감염원이 될 우려가 높아 WHO는 관심 변이주로 분류했다.

오미크론Omicron 변이

남아공에서 처음 발견되어 이미 전 세계의 우세종이 된 변이주다. B1.1.529, BA.1의 스파이크단백질 가운데 최소 30개 아미노산이 바뀌었고 세 군데의 결손과 한 곳의 삽입이 있다. 특히 30개 아미노산 변이 중 15개가 수용체 결합 부위의 아미노산들이다.

스텔스 오미크론 변이

스텔스 오미크론은 오미크론의 4개 하위 계통인 BA.1과 BA.2, BA.3, B.1.1.529 중 BA.2에 해당하는 변이다. BA.2는 스파이크단백질 중 최소 26개의 아미노산이 바뀌었고, 결손은 존재하지 않으며, 한 곳의 4개 아미노산 삽입이 있다. 이들 26개 아미노산 중에서 15개가 수용체 결합 부위다. 오미크론 BA2는 알파 변이와 BA1에 존재하던 del69-70이 존재하지 않는다. 오미크론 변이주들은 알파의 4개, 베타의 6개, 감마의 8개, 델타의 7개에 비하면 변이 수가 많으며, 오미크론 BA1과 BA2에는 코로나19의 첫 변이인 D614G뿐 아니라 알파, 베타, 감마의 N501Y와 Q498R의 콤보 변이를 가지고 있어 침투력이 강하다. 또한 N679K는 퓨린형 단백질 분해 효소를 활성화해 전파력이 더욱 높아질 수 있다.

이 밖에도 세타(필리핀), 카파(인도), 제타(브라질), 에타(나이지리아) 변이주들이 보고되고 있다.

팬데믹과 시대 전환

인류 역사에서 감염병은 시대 전환을 일으킨 기폭제 역할을 해왔다. 고대 제국부터 봉건시대 그리고 르네상스와 대항해시대로 전환되는 과정마다 이른바 '역병'이 발발했으며, 이에 대응하기 위한 인간의 노력으로 과학기술이 발전하고 결과적으로 인류에게 전화위복의 전기가 되었다. 감염병은 인류에게 심각한 고통과 괴로움을 초래했지만 후대에게는 새로운 세상을 여는 기폭제가 된 셈이다. 최근의 코로나19 팬데믹도 인류에서는 위기이자 동시에 기회가 될 수 있을 것이다.

고대 제국을 무너뜨린 감염병

고대의 대표적인 문명사회로 시대를 호령하던 그리스와 로마가 큰 타격을 받고 붕괴의 길로 들어서는 데는 감염병의 역할이 컸다. 아테네와 스파르타 간의 펠로폰네소스전쟁이 한창이던 기원전 429년과 기원전 427년 두 번에 걸쳐 아테네에 감염병이 유행하며 군인과 민간인을 크게 희생시켰다. 환자는 고열, 장기 충혈, 염증, 흉통, 구토, 궤양 등의 증상이 있었고, 손가락과 발가락 절단, 기억상실 등의 후유증을 앓았다. 역사가 투키디데스는 감염병이 에티오피아에서 시작해 이집트와 리비아를 경유, 그리스로 들어와 그리스 인구의 3분의 1을 죽였고, 그리스 지도자 페리클레스마저 기원전 429년에 감염병으로 사망하여 그의 사후 선동정치와 포퓰리즘이 아테네의 몰락을 재촉했다고 기술했다. 아테네에 창궐한 감염병이 그리스 몰락의 근본적 계기가 되었다는 것이다.

대제국 로마의 붕괴는 수많은 원인이 복합적으로 작용했을 터이지만 제국 말기에 창궐했던 각종 감염병도 중요한 원인으로 지목되고 있다. 당시 로마는 도시화·국제화된 곳이기 때문에 각종 질병의 유입과 전파에 알맞는 조건을 갖추고 있어 다양한 감염병에 노출될 수밖에 없었다. 서기 2세기 후반의 안토니우스 역병은 시리아에 주둔했던 로마 군인들이 귀국하면서 퍼지기 시작했다. 감염병이 유행하던 기간에 유럽 전역에서 500만 명이 사망했는데 당시 세계 인구가 2억 명이었다는 점을 감안하면 엄청난 타격이었다. 서기 3세기 성 키프리아누스 역병은 로마의 사회 체계를 마비시켰고, 동서 로마의 분리와 멸망을 초래했다.

6세기 이후에는 이집트에서 전파된 유스티니아누스 역병이 콘스탄티노플에 상륙하여 맹위를 떨쳤으며, 유럽 인구의 거의 절반을 희생시킨 것으로 추정된다. 유스티니아누스 역병의 주된 증상은 발열, 림프선 종창, 환각 증세를 보이고 발병 후 5일이 지나면 감염자의 절반 이상이 죽을 정도로 치명적이어서 역병의 정체는 선페스트였을 것으로 보인다. 강력한 제국인 로마가 감염병을 비롯한 여러 요인들에 의해 붕괴되면서 황제 중심의 중앙집권적 제국 시대가 종식되고, 각 지방의 영주가 자치를 하며 유사시에만 군주를 지원하는 통치 형태인 중세 봉건시대로 진입하게 되었다.

중세 봉건사회의 몰락과 페스트

역사적으로 유럽인들에게 가장 널리 알려진 감염병은 페스트다. 원래는 쥐와 같은 설치류의 질병이었지만 인간에게도 감염되었다. 감염 부위에 따라 선페스트, 폐페스트, 패혈성 페스트로 나뉘며, 각각 림프절 종창, 폐 감염, 혈액 감염이 특징이다. 선페스트는 일반적으로 2~6일 잠복기 이후 오한, 발열, 근육통, 관절통, 두통 등의 증상이 발생하고, 페스트균이 들어간 신체 부위의 림프절, 주로 샅굴부위의 가래톳이 커지며, 40℃ 이상의 고열과 쇠약 증세, 변비와 설사 증상을 보이며 사망에 이르는 질환이다. 폐페스트 증상은 기관지 폐렴과 유사하며 폐부종이 나타난 지 3~4일 후 사망한다. 패혈성 페스트는 쇠약과 뇌 손상이 특징으로 발병한 지 24시간 내에 사망한다.

제1차 페스트 팬데믹인 유스티니아누스 역병은 6세기 비잔티움 제국, 사산조 페르시아 제국, 그리고 지중해 연안 전역에 걸쳐 발생했으며, 8세기까지 진행되어 로마제국이 몰락하는 계기가 되었다. 제2차 페스트 팬데믹은 아시아에서 시작하여 1348년에 지중해 및 서유럽으로 퍼져나가 전체 유럽인의 3분의 1이 죽고, 도시 지역의 절반이 영향을 받았다. 서기 1347년 킵차크한국 군대가 크림반도에서 카페 지역을 포위하고 페스트 환자의 시체를 도시 속으로 쏘아 보낸 것이 유럽에 전파되는 계기가 되었다고 한다.

유목민들은 들쥐의 먹이가 되는 곡식을 가지고 다니지 않았고, 몽골식 주거용 천막의 두꺼운 펠트를 들쥐들이 뚫고 들어갈 수 없어서 쥐벼룩은 큰 위협이 되지 않았기에 페스트는 무서운 질병이 아니었다. 반면, 유럽의 농경민들은 허술한 목제 창고에 곡식이 널려 있어 쥐가 들끓고 쥐벼룩도 많아서 페스트균이 번창할 수 있는 환경 속에서 살았다. 유목 민족과 농경 정착 민족의 주거 환경 차이가 엄청난 결과를 몰고 온 것이다. 이후 페스트는 18세기까지 주기적으로 발병해 100여 차례 이상 유럽을 휩쓸었다.

페스트에 관한 유럽인들의 악몽은 '하멜른의 피리 부는 사나이'의 전설에서도 엿볼 수 있다. 마을에 창궐한 페스트를 퇴치하기 위해 쥐를 없앤 사나이가 마을 사람들에게 지지를 얻자 영주가 약속을 파기해 버렸고, 이에 그 사나이가 아이들을 데리고 사라져 버렸다는 이야기가 유럽 각지에 다양한 형태의 전설로 전해진다. 이처럼 페스트는 반복적으로 유행하여 유럽인들에게 공포의 대상이 되었으며 깊은 상흔을 남겼다. 알베르 카뮈Albert Camus는 소설《페스트》를 통해 감염의 공포와 이를 극복하는 인간의 실존적 모습을 적나라하게 그렸다.

페스트 유행은 유럽의 사회적 상황을 급격하게 바꾸었다. 귀족들의 부와 권력이 줄어들고, 농노들은 영지를 떠나 소작농, 장인으로 변신했으며, 교회의 민심 이반으로 종교적 위세가 흔들리면서 신본주의 교회 시대에서 르네상스라는 인본주의적 대전환을 이루었다. 영주들은 노동력이 부족해졌고 농노들은 협상력이 커져서 중세 봉건시대가 몰락하는 전기가 되었으며, 유럽은 보다 근대적인 상업 중심 경제사회로 진입하게 되었다.

흥미로운 사실은 노동자의 고용 비용이 증가하자 사업가들은 노동력을 대체할 기술에 투자하여 과학기술 발전의 계기가 되었다는 점이다. 수작업으로 해오던 출판도 구텐베르크의 금속활자 인쇄술이 개발되어 도서 보급이 획기적으로 확대되었다. 사망률이 높은 감염병이 내륙 지역에 창궐하자 새로운 공간을 찾아 장거리 항해에 나섰으며, 결과적으로 유럽 식민주의 팽창을 가져오는 계기가 되었다. 결국 페스트는 유럽을 상업 중심 사회로 이끌었고 기술 투자와 해외 팽창을 촉발시켜 산업혁명과 대항해시대라는 엄청난 변화를 불러온 방아쇠 역할을 했다.

신대륙을 정복한 구대륙의 감염병

찬란했던 잉카제국이 극소수의 스페인 침략자에게 속수무책으로 무너진 이유를 대개 유럽 선진 문명의 힘에서 찾지만, 아무리 총과 말이 있었더라도 고작 168명의 군대에 8만 명의 병력이 패배했다는 것은 쉽게 납득하기 어려운 일이다. 1만 2천 년 전, 베링해협에 주기적으로 나타난 베링기아Beringia라는 육로를 통해 시베리아에서 아메리카 대륙으로 사람들이 이주해 온 것으로 추정된다. 베링기아는 아주 추운 지역이었기 때문에 이주 과정에서 병원체들이 대부분 제거되어 아메리카 대륙은 유럽을 초토화시킨 감염병의 대유행을 거의 겪지 않았다.

하지만 15세기 들어 유럽인들이 신대륙을 발견하면서 감염병 역시 퍼졌고 면역력이 전무한 원주민들은 유럽의 감염병에 무방비 상태로 노출되고 말았다. 15세기 아메리카 지역 인구가 약 6천만 명에 이르렀지만 식민지화와 감염병으로 500만~600만 명으로 인구가 줄어들었다는 추계도 있다. 유럽인들의 신대륙 정복을 도와준 감염병은 천연두와 홍역, 인플루엔자 등의 바이러스성 질환으로 보인다. 1529년 쿠바에서 홍역 전파로 원주민의 3분의 2가 사망했으며, 멕시코와 잉카제국으로 퍼져서 17세기 원주민 200만 명 이상이 희생당했다. 천연두 역시 역사에 한 획을 그었다. 16세기에 천연두는 유럽에서 여러 차례 유행했기에 스페인 군대는 상당한 내성이 있었다. 반면, 잉카제국은 천연두로 인해 황제 우아이나 카팍과 후계자 니난 쿠유치마저 사망하고 주민 5만 명이 죽음에 이르러 결국 제국이 멸망하고 말았다. 또한 영국의 오스트레일리아 이주 초기 원주민 50% 이상이 천연두로 희생당했다. 천연두는 20세기에도 약 300만~500만 정도를 희생시킨 것으로 추산된다.

그러나 종두의 성공 이후 대역전이 일어나 19~20세기에 사망자가 크게 줄어들었으며, 드디어 1979년 12월에 WHO는 지구상에서 천연두의 박멸을 선포했다. 이로써 천연두는 인간의 노력으로 원인 병원체를 완전하게 제거한 유일한 질병이 되었다. 천연두 외에도 홍역, 인플루엔자, 선페스트, 말라리아, 디프테리아, 발진티푸스, 콜레라 등이 식민지 개척자들을 따라 들어와 원주민들을 크게 희생시켰다. 신대륙에서 이러한 감염병 창궐의 결과, 스페인이 남미 지역을 착취하여 유럽의 금융 질서를 바꾸는 계기가 된다. 16~19세기에 남아메리카의 은 생산량은 13만~15만 톤으로 추정되며, 이는 세계 은 생산량의 80%에 달하는 양이다. 금과 은의 증가는 화폐의 증가를 불러왔고, 이는 구매력을 높이고 결국 공산품 가격이 식비나 인건비보다 빠르게 상승하면서 상공업이 폭발적으로 성장하는 역사적인 전환점이 되었다.

콜레라 창궐과 공중보건학

콜레라는 19세기에 가장 치명적이고 광범위한 감염병 중 하나였다. 19세기 초반 1차 콜레라 팬데믹은 인도 벵골에서 시작하여 인도 전역으로 퍼졌고, 중국, 인도네시아와 카스피 해역까지 확대되었다. 1817년부터 1860년까지 인도·아시아 대륙에서 콜레라로 1,500만 명 이상 사망하고 1865년부터 1917년 사이에는 2,300만 명이 사망한 것으로 추정된다. 19세기 중반에 발생한 2차 콜레라 팬데믹은 헝가리에서 10만 명 이상, 런던에서 5만 명 이상 사망하고 프랑스, 캐나다, 미국의 오하이오주와 뉴욕주는 물론 중미의 태평양 연안까지 감염이 확산되었다. 3차 콜레라 팬데믹은 주로 러시아에 영향을 끼쳐 1만 명 이상의 사망자가 발생했고, 이어 인도네시아로 퍼져 나중엔 중국과 일본에 이어 필리핀까지 확산되었고 그 영향이 우리나라까지 미쳤다. 조선왕조《순조실록》에는 1821~1822년에 호열자虎列刺라고 불리는 콜레라가 전국적으로 만

연했다고 기록되어 있다.

4차 콜레라 팬데믹은 유럽과 아프리카에 주로 확산되었는데, 특히 메카 순례자 중 9만 명이 콜레라로 사망했고, 러시아에서 9만 명, 북미에서 5만 명이 사망했다. 5차 콜레라 팬데믹은 유럽에서 25만 명과 미국에서 5만 명 이상, 러시아에서 20만 명 이상, 일본에서 9만 명, 이란에서 6만 명이 사망했다. 6차 콜레라 팬데믹으로 러시아에서 50만 명 이상, 인도에서 80만 명 이상, 필리핀에서 20만 명이 사망했다. 19세기 초부터 1930년까지 메카 순례자 중 27만 명이 사망하고, 1907년부터 1908년까지 메카 순례인 하지Hajj 기간 동안에만 2만 명 이상의 순례자가 사망했다. 7차 콜레라 팬데믹은 인도네시아에서 시작하여 엘토르콜레라로 변형된 이후 방글라데시에 도달하여 인도와 구소련으로 전파되었다.

콜레라가 창궐하는 과정에서 질병의 원인에 대한 중요한 가설이 등장했다. 영국의 존 스노John Snow는 1854년 런던 소호 지역의 콜레라 창궐 원인을 추적하던 중 새로운 개념의 감염병 전파 이론을 창안했다. 그리스 시대부터 미아즈마miasma라 불리는 '나쁜 공기'가 감염병의 원인이라고 믿어왔는데, 그는 미아즈마가 아니라 식수원 오염이 콜레라의 원인임을 밝혀 감염병의 원인에 대한 혁신적인 주장을 펼쳤다. 그의 주장이 받아들여지면서 런던 시민에게 공급하는 상수와 하폐수를 처리하는 정책에 근본적인 변화가 일어났고 이는 다른 도시들로 파급되었다. 이러한 성과로 공중보건학 개념이 정립되었고, 존 스노를 근대 역학疫學 또는 공중보건학의 아버지로 부르게 되었다. 스노의 업적은 해당 미생물 병원체가 발견되기도 전에 병을 일으키는 특정한 원인이 있음을 추정하고, 이를 선제적으로 제어함으로써 감염병을 차단할 수 있다고 제안하여 감염병 대책의 역사적인 전기를 마련한 것이다. 인간의 지혜가 발현하여 감염병을 차단할 수 있는 방안을 만들어내고 감염병에 대한 인간 승리의 밑바탕이 되었다.

이러한 역학 개념이 도입되어 발견한 중요한 사례로 소화기성 감염병인 장티푸스가 있다. 공중보건학 개념으로 추적조사를 통해 발견한 장티푸스 환자 중 가장 유명한 사람은 미국의 메리 맬런으로 '장티푸스 메리Typhoid Mary'로 불렸다. 그녀는 요리사였는데 53명에게 전염시켰고, 이들 중에서 세 명이 사망했다. 그녀는 1900년부터 수차례 직장을 옮겼는데 1906년까지 주변 사람들을 감염시켰고, 1907년 미국의학회지에 최초의 무증상 감염자로 보고되었다. 정작 자신은 병원에 격리되어 지내다가 69세에 폐렴으로 사망했다.

현재진행형인 스페인 독감

20세기 들어 본격적인 바이러스 연구를 촉발시켰던 스페인 독감의 진원지는 사실 스페인이 아니라 미국이었다. 스페인 신문에 처음 보도되었기에 스페인 독감으로 불리고 있을 뿐이다. 스페인 독감은 미국 캔자스주에서 시작하여 1918년 4월 유럽에 배치된 미군을 통해 유럽으로 확산되었다는 주장이 있는 반면, 미국으로 넘어오던 이민자들이 스페인 독감 확산의 매개체라는 주장도 있다. 당시 스페인 독감에 대한 해결책이 없었기에 오늘날 코로나19 확산을 막기 위한 봉쇄와 격리, 사회적 거리두기 같은 방역 시책이 스페인 독감 창궐 시기에 시작되었다.

당시 스페인 독감은 우리나라에도 큰 영향을 미쳤다. 일제강점기 조선총독부 경무국 기관지인 〈경무휘보〉에 따르면, 1918년 스페인 독감으로 756만 명이 감염되고 약 14만 명이 목숨을 잃었다고 기록되어 있다. 당시 약 1,600만 명의 인구 중 절반이 스페인 독감에 걸렸던 이 사건을 '무오戊午독감'이라고 불렀다. 조선총독부의 스페인 독감 방역 실패는 결국 일제의 무단정치에 쌓였던 민중의 분노를 촉발시켰고, 1919년 3·1독립운동이 폭발적으로 일어나는 데 영향을 미쳤다는 주장도 있다.

그러나 현재에도 스페인 독감을 주목하는 것은 그것이 과거가 아닌 현재진행형이기 때문이다. 신종플루나 스페인 독감은 A형 바이러스에 속하는 H1N1 변이형이며, 매년 유행하는 유행성 독감도 H1N1 변종이 많다. 가을에 시행하는 예방접종 백신에는 H1N1 변종형의 백신 1종이 일반적으로 들어 있다. 스페인 독감은 소멸하지 않고 매년 인류를 공격하고 있지만, 1919년 스페인 독감 팬데믹 상황과 다른 점은 이제는 백신이 보급되어 대비를 할 수 있다는 점이다.

전쟁의 상처와 집단 희생

전쟁이 발발하면 전투가 벌어지는 현장과 전투병의 위생 상태는 극히 불량할 수밖에 없다. 전장의 불결한 환경과 전투병들이 목욕을 하지 못하고 정결한 의복을 입을 수 없기 때문에 빈대, 이, 벼룩, 모기 등의 곤충들이 서식하기 좋은 여건이 된다. 따라서 이러한 곤충들이 매개하는 발진티푸스, 말라리아, 황열병은 전쟁터나 거대 작업장에서 문제가 된다.

발진티푸스는 '캠프 열병', '구치소 열병', 또는 '선박 열병'으로 불리기도 한다. 목욕은 물론 옷을 자주 갈아입을 수 없고, 한파와 싸우며 두껍게 옷을 입어야만 하는 전쟁터에서 주로 발생해 커다란 병력 손실을 일으킨다. 발진티푸스는 1489년 십자군 전쟁 동안 스페인 그라나다에서 이슬람교도와 그리스도교도가 전투하는 동안, 스페인의 전투 사망자는 3천 명이었지만 발진티푸스로 사망한 자는 2만 명이 넘었다. 삼십년전쟁(1618~1648년) 동안에도 약 800만 명의 독일인이 발진티푸스와 선페스트로 사망했으며, 나폴레옹의 러시아 침공 때 입은 50만 명의 인명 손실 중 20만 명 이상이 발진티푸스로 사망한 것으로 추정된다. 발진티푸스는 아일랜드 대기근 당시에도 수십만 명을 죽였고, 제1차 세계대전 낭시 세르비아에서는 15만 명 이상이 이 병으로 사망했다. 러시아에서도 1918~1922년까지 거의 300만 명이 발진티푸스로 죽었고, 제2차 세계대전 동안에는 나치 강제수용소의 포로 대부분이 발진티푸스로 사망했다.

말라리아는 열대 및 아열대 지역을 포함하여 미국, 아시아, 아프리카에 널리 퍼져 있는 질병이며, 매년 3억 5천만 명에서 5억 명이 감염되는 것으로 추정된다. 말라리아는 로마제국의 인구 감소에 영향을 준 로마 열병 중의 한 가지로도 알려져 있다. 말라리아 열대열원충은 원주민들이 노예로 미국으로 강제 이주했을 때 미국민들에게 타격을 주었으며, 제임스타운의 남부와 중서부를 정기적으로 황폐화시켰다. 미국 남북전쟁 동안 양편의 군인 100만 명이 말라리아에 감염되었고, 베트남전쟁에서도 총상보다 말라리아로 더 많은 미군이 사망했다.

황열병은 아직까지도 치명적인 열대성 전염병 중의 하나다. 1793년, 황열병으로 필라델피아 인구의 10%인 5천 명이 사망하는, 미국 역사상 최악의 사태가 발생하여 주민의 절반 이상이 이주했다. 19세기 스페인에서는 약 30만 명이 황열병으로 사망했다. 역사상 말라리아와 황열병이 국제적으로 부각된 것은 파나마운하 건설 때문이었다. 수에즈운하를 성공적으로 건설한 프랑스의 페르디난드 레셉스Ferdinand Marie de Lesseps는 파나마운하 건설도 야심적으로 시작했지만, 결국 2만 명의 노동자가 말라리아와 황열병으로 사망하자 건설을 포기했다. 대신 이를 승계한 미국이 공사를 성공시키고 파나마운하를 장악하여 역사의 판도를 바꾸는 전기를 맞았다. 미국은 군의관인 월터 리드Walter Reed가 황열병 바이러스를 모기가 매개한다는 것을 밝혀내고 모기 서식지를 제거하여 황열병 확산을 방지함으로써 운하 공사에 성공하게 되었다. 과학적 조사에 근거한 단순한 예방 조치로 엄청난 지정학적 성과를 거둔 사건이었다.

미지의 바이러스

병원체라는 공통 요소가 있지만, 박테리아와 바이러스는 크기가 현저하게 다르다. 박테리아는 수 마이크로미터μm 크기이지만, 바이러스는 20~300나노미터nm에 불과하다. 박테리아는 세포벽, 세포막, 유전체가 들어 있는 하나의 세포인 반면, 바이러스는 유전체가 막단백질에 둘러싸인 단순한 형태로 세포가 아니다. 바이러스는 세포가 아니기 때문에 다른 세포를 숙주로 기생해서 생존한다. 바이러스는 박테리아보다 소독이나 열에 강하고, 감염 확산 속도도 세균보다 빠르며, 유전 물질만 가지고 있기 때문에 돌연변이 확률이 매우 높아 치료제 개발도 어렵다.

미지의 바이러스 유행을 사전에 방지하기 위해 WHO는 치명적인 바이러스 질환인 라사열, 마르부르크병, 에볼라와 같은 잠정적인 위험 감염병들에 대해 철저한 사전 대비를 촉구하고 있다. 바이러스는 소멸하지 않고 적응하며 수시로 변이하여 인간을 숙주로 살아가기 때문에 박멸이 어렵다. 더욱이 인간이 전혀 접하지 못한 환경에서 등장한 바이러스가 미래에 어떤 상황을 일으킬지 전혀 알 수 없다. 예를 들면, 2015년 프랑스의 클라베리Jean Michel Claverie 팀이 화석이 아닌 완벽한 냉동 상태로 시베리아 영구동토층에 갇혀 있던 3만 년 전의 바이러스인 '몰리바이러스 시베리쿰Molivirus Sibericum'을 발견했다. 이러한 바이러스가 활성화되어 인류를 공격할 수도 있기 때문에 철저한 대비가 필요하다.

더욱이 20세기 초반 발생한 스페인 독감은 선박과 철도라는 교통수단에 힘입어 전 세계로 순식간에 퍼져나갔다. 세계화가 이루어진 현대에는 스페인 독감 당시보다 감염병이 더 멀리, 더 빠르게 퍼지고 있다. 이번 코로나19가 중국 우한에서 시작하여 순식간에 전 세계에 퍼진 확산 속도만 봐도 팬데믹이 점점 심각해지고 있음을 알 수 있다. 인간과 인간 사이의 거리가 가까워질수록 바이러스는 우리 곁에 더 가까이 다가올 수밖에 없다. 바이러스성 감염병은 유전자 변이가 쉽게 일어나고 짧은 시간 내에 광범위한 피해를 초래하기 때문에 국제적으로 긴밀한 협력과 전문가들의 세심한 주의가 요구된다.

사회적 혼란과 문화적 충격을 가져온 감염병들

결핵은 아직도 세계 인구의 3분의 1을 위협하고 있다. 잠재적 감염의 5~10%은 적극적인 발병으로 이어지며, 감염자는 매년 800만 명에 이르고 200만 명 이상이 사망한다. 19세기에는 결핵으로 유럽 성인 인구의 4분의 1 이상이 사망했고, 20세기 초에는 프랑스인 6분의 1이 결핵으로 사망했다. 19세기 후반, 유럽과 북미의 도시 인구 70%, 노동자의 40%가 결핵에 감염되었고, 20세기에 들어서도 100만 명 이상 사망했다. 결핵에 대항하기 위해 오늘날과 같은 효과적인 약제가 개발되기 전까지 결핵 환자들은 깊은 산속이나 외딴 해변의 요양원에 격리 수용되었다.

나병 또는 한센병은 만성질환으로 신체 외형에 문제를 일으켜 천형이라고 여겨지며 일반인의 혐오를 불러왔다. 오랜 옛날부터 한센인들은 일반인 사회와 격리되어 왔다. 우리나라도 소록도에 국립소록도병원과 환자촌을 설립하여 운영했으며, 1960년대에는 거주 환자들이 거의 10만 명에 이르렀다. 1960년대 중반부터 음성 환자들은 전국 72개소에 분산·이주하여 집단촌을 이루었다. 현재도 남미와 동남아시아, 인도 지역에서 많은 환자가 발생하고 있다. 역사적으로 한센병은 적어도 기원전 600년부터 이집트와 인도에서 발병되었다는 기록이 있다. 고중세 시대 서유럽에서 한센병이 많이 발생했으며, 13세기 초에는 한센병 수용소나 한센 병원이 유럽 전역에 1만 9천 개소나 있었다는 기록도 있다.

매독은 19세기 유럽을 강타한 성 접촉 감염병으로 병원균은 트레포네마팔리덤Treponema pallidum이다. 매독 1기는 성기 부분에 궤양이 생기지만 통증은 없다. 2기는 두통, 권태감과 같은 전신 증상과 매독진이라는 반점이 생긴다. 3기는 간, 심장, 척수, 뇌 등으로 확대되고 결국 과대망상증 같은 정신질환을 앓다가 사망에 이른다. 매독은 초기 통증이 약하고, 자연 치유되는 경우도 있으며, 잠복매독이 많아서 방심하게 한다. 당시 지식인 사이에 만연했다. 최근에는 페니실린제의 항생제가 개발되어 감염자 숫자가 감소했다.

에이즈AIDS는 인간면역결핍바이러스HIV에 의해 발생한다. 미국에서 1969년 발견된 후 전 세계로 확산되었다. HIV는 중앙아프리카 원주민들이 원숭이면역결핍바이러스SIV를 보유하고 있는 침팬지와 접촉함으로써 생긴, 인간의 면역체계를 약화시키는 변종 바이러스로 추정하고 있다. HIV는 레트로바이러스이며 숙주세포에 침입하여 자신의 RNA를 DNA로 역전사한 후 숙주세포의 DNA에 끼어들어가 증식한다. 인간 생존에 필수적인 기관인 CD4+ T세포와 대식세포, 그리고 수지상세포dendritic cells 들을 선택적으로 감염시켜 세포성 면역을 상실케 한다. HIV는 CD4+ T세포를 공격하여 HIV 항체를 형성하지 못하게 할 뿐 아니라 다른 병원체에 대한 면역력도 잃게 하기 때문에 치명적이다.

하지만 현재는 효과적인 약물들이 차례로 개발되어 치명률이 낮아지고 일종의 만성질환으로 치료되고 있다. 2006년 남아공에서는 임신한 여성들 사이의 에이즈 감염률이 29.1%에 달했다. 안전한 성행위에 관한 효과적인 교육과 혈액 감염에 대한 예방교육을 국가적으로 지원하여 여러 아프리카 국가에서 감염률을 크게 낮추는 효과를 얻고 있다.

2장

감염병의 도전과
인간의 응전

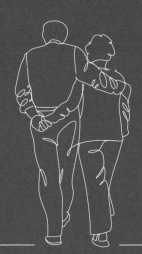

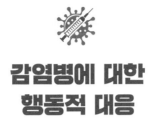

감염병에 대한
행동적 대응

회피적 대응, 격리와 탈출

인간이 장수를 하기 위해서는 무엇보다도 다양한 위기를 극복하여 오래 생존하는 것이 절대 조건이다. 모든 동물들에게 최우선적인 위기 극복 방안은 위험요인을 차단하거나 회피하는 것이다. 위기를 극복하기 위해서는 우선 차단을 통한 격리가 필요하다. 원인을 모르거나 예방과 치료 수단이 없는 감염병이 창궐할 때 위험요인이나 위험인물을 격리하여 회피하는 방안을 시행해야 한다. 지역 봉쇄, 가족 격리, 건물 차단, 사회적 거리두기 등으로 철저한 격리를 실행한다. 그리고 소각이다. 감염병과 관련된 시신이나 집, 집

기 및 의복 등을 소각해서 원인 자체를 없애버리는 방법을 사용해
왔다. 심지어는 마을 전체를 소각해 버리기도 했다.

다음은 위기 지역에서 탈출하는 것이다. 위기 상황이 닥치기 전
에 또는 감염병이 확산되기 전에 해당 지역을 탈출하여 안전한 곳
으로 이동하는 것은 거의 모든 동물들에게 보이는 생존을 위한 기
본 대책이다. 전쟁에서 승리하기 위한 방책을 기술한 중국의 고전
《손자병법》에서도 부득이한 경우 생존을 위해 마지막으로 취할 수
있는 방법은 바로 자리를 피해 도망가는 것(36計 走爲上)이 '상책'이
라고 했다. 뚜렷한 대안이 없다면 위험을 벗어나 생명을 보존하는
방안을 강구해야 한다.

국가 차원에서 공식적으로 검역과 격리가 최초로 실시된 사례는
14세기 페스트가 창궐하던 유럽의 이탈리아 라구사에서 입항하
는 선박과 여행자들을 격리하여 페스트 유행을 차단한 것이다. 당
시 40일을 격리했기에 이탈리아어 quaranta giorni(40일)에서 검역
quarantine이라는 말이 나왔다. 이후 검역과 격리 기간에 대해서는
30일, 20일 등 우여곡절이 있었지만, 대부분 감염성 질병의 잠복기
가 14일 이내로 밝혀지면서 현재는 공식적으로 2주를 검역 차단 기
간으로 정하고 있다. 황열병, 콜레라, 천연두, 인플루엔자 같은 급
성 감염병은 상황이 심각하여 지역에 병이 발생하면 서둘러 국경
을 봉쇄하고 공항과 항만 관리를 철저히 하여 확산을 방지해 왔다.

각종 감염병에 대한 회피 또는 격리 대책은 최근까지도 구체적으

로 실천되어 왔다. 과거 천형으로 여겨진 한센병 환자들을 외진 산골이나 바다 한가운데 고립된 섬에 이주시켜 일반 대중과의 접촉을 차단한 경우다. 우리나라의 국립소록도병원이나 미국 하와이의 나환자촌이 유명하다. 결핵도 마찬가지로 외진 산속에 요양원을 설립하여 환자들을 고립시켰다. 코로나19 팬데믹도 이러한 원리를 원용하여 환자나 위험도가 높은 대상자들을 생활 격리하는 방안을 적용했다. 일상생활에서 방역수칙으로 강조되는 사회적 거리두기와 마스크 착용도 이러한 원칙에 따른 것이다.

인간의 위기 대응 방안도 동물과 마찬가지로 격리와 회피이지만 그들과 다른 특별한 점이 있다. 인간은 재난을 회피하기 위해 자연을 그대로 활용하는 데에서 그치지 않고 인지능력을 이용하여 안전하게 거주할 공간을 창출했다. 선사시대 인류의 거주지가 동굴인 점도 바로 이러한 목적에서 비롯되었다. 그러나 인간은 자연 조건만 이용한 것이 아니라 스스로 보호할 설비를 창조했다. 울타리와 담을 쌓기 시작했고, 나아가 거주할 집을 짓기 시작했다. 초기에는 주로 돌이나 목재 같은 자연 재료를 사용했지만 벽돌, 콘크리트 또는 철근을 이용하여 견고하고 규모가 큰 건축물을 짓게 되었다. 이러한 인위적 공간 내에서 인간은 자신이 살기에 적합한 환경을 직접 조성했다. 온도, 습도, 조도 및 공기 청정도 등을 조절할 수 있는 냉방, 난방, 공기 순환, 상하수도, 조명 장치 등을 설치하여 외부로부터 재난을 방지하고 안정된 삶을 누리려고 했다. 비록 격리되더라도 생활에는 지장이 없도록 안전하고 편안한 환경을 조성한 것이다. 이와 같은 격리, 소각, 탈출의 공간 회피 대책에서 더 나아가 인간은 생체를 보호하는 환경을 인위적으로 개척하고 개발했기에 다른 동물들과 차별화되는 장수를 누리게 되었다.

직접적 제거, 소독과 항생제

소독

17세기에 네덜란드의 박물학자 안톤 판 레이우엔훅Anthon van Leeuwenhoek이 현미경으로 미생물의 존재를 발견할 때까지 인류는 오랜 세월 자신들을 괴롭혀 온 감염병의 정체에 대해 알지 못했다. 인류 역사의 거의 대부분을 감염병의 원인에 대한 정보도 없이 살아왔다. 근세에 이르러 비로소 여러 가지 병원체의 존재가 밝혀지고, 이들을 눈으로 식별할 수 있게 되자 감염병 예방 및 치료에 대한 연구도 급물살을 탔다. 인류 역사상 처음으로 감염병에 대한 유효한 반격을 가할 수 있게 되었다.

감염에 의한 인명 손실을 막기 위한 노력 중 중요한 전환점은 소독 개념의 등장이다. 19세기 말까지만 해도 생명을 구하기 위한 수술이 오히려 사망률 50%를 상회하여 인명을 손상시키는 결과를 빚었다. 이러한 높은 병원 사망률은 병원 치료 자체에 대한 회의를 불러왔다. 마취학의 선구자인 영국의 제임스 심슨은 시골의 작은 병원이 도시의 큰 병원보다 절단 수술 후 사망률이 낮다는 사실을 밝혀내고, 소위 '병원제일주의Hospitalism'와 싸워야 한다고 주장했다. 그는 "수술대에서 환자가 사망할 확률이 워털루 전장에서 영국군 병사가 사망할 확률보다 더 높다."는 유명한 말을 남겼다. 하지만 18세기까지만 해도 상처 고름과 병원 질환을 설명하는 미아즈마 이론은 주변 환경, 부패한 물질, 병든 육체 및 고름 등에서 나쁜 공기가 발생해 환자를 감염시키므로 병동을 비우고 화학물질을 이용해 청결을 유지하며 병원을 설계할 때도 환기를 우선순위에 둘 것을 권장했다.

그런데 1847년 중반, 오스트리아의 산과의사 이그나즈 필리프 제멜바이스Ignaz Philipp Semmelweiss가 출산 후 산욕열에 의한 사망을 조사하는 과정에서 손씻기가 산욕열 발생을 크게 낮출 수 있다는 점을 발견했다. 제멜바이스는 산욕열이 일반 의사가 사망 환자를 부검한 뒤 손을 씻지 않고 그대로 진료하기 때문에 발생한다고 결론 내리고, 손씻기를 수술 의사들의 수칙으로 권장했다. 이후 병원의 산욕열 사망률은 18%에서 1.2%로 극적으로 감소했다. 제멜바이스는 클로린이라는 화학물질을 이용한 소독을 시작했고, 이후 페놀을 소독 용품으로 도입했다. 소독이 공식 외과 수술의 수칙으로 확립된 데는 영국 외과의사 조지프 리스터Joseph Lister의 공헌이 크다. 미아즈마 이론과 경합하던 세균 이론이 실험적으로 입증되기 시작한 것도 소독법 확립의 배경이 됐다. 소독법이 성공하면서 리스터는 일련의 결과를 모아 의학지에 소독의 원칙을 다음과 같이 제안했다. 1) 수술 동안과 수술 후 세균이 상처에 들어가서는 안 된다. 2) 상처 속 세균이 퍼져서는 안 된다. 3) 상처 밖 혹은 근처의 세균은 제거해야 한다. 4) 수술 도구, 드레싱, 집도의의 손은 페놀로 세척해야 한다.

병원성 미생물을 간단한 물리적 방법을 통해 비가역적 또는 가역적으로 억제할 수 있음이 차례로 밝혀졌다. 그 예로 저온살균법 Pasteurization, 자비소독煮沸消毒법, 자외선 소독법 등이 있다. 자비소독법은 대부분의 병원성 미생물들이 50~70℃에서 10분 정도 노출되면 사멸된다는 점에 착안한 것으로, 대략 100℃에서 약 6분간 끓이면서 병원균 사멸을 유도한다. 저온살균법은 파스퇴르가 고안한 방법으로 62~65℃에서 30분 또는 75℃에서 15분간 가열하면서 소독한다. 자외선 소독은 낮은 파장을 가진 자외선을 조사照射하여 소독한다. 화학적 방법은 화학물질인 소독제를 사용하여 세균을 죽이는 것으로 액체나 기체를 사용한다. 원생생물이나 기생충들의 유충은 소독제에 민감하고, 진균류 및 바이러스도 소독제에 쉽게 사멸된다. 소독제의 소독 효과를 평가하기 위한 방법으로 페놀계수Phenolic Index(표준균을 사용하여 소독제의 살균력을 페놀의 효력과 비교하는 지수)가 사용된다.

항생제

20세기에 들어 영국의 세균학자 이언 플레밍Ian Fleming이 세균 증식을 억제하거나 죽이는 항생제인 페니실린을 발견했다. 이후 여러 가지 항생제가 무수하게 발견되어 인류를 감염의 공포에서 해방시켰으며 인구 증가에 공헌했다. 과거에는 감염병으로 많은 사람들이 희생되었지만 현대에는 백신과 항생제의 발견으로 이를 방어하고 치료할 수 있어 생존율을 높이고 평균수명을 증가시키게 되었다. 과학기술의 진보로 감염병의 위세가 크게 약해졌으며, 과거와 같이 해당 지역 인구의 절반 가까이가 사망하는 위력을 가진 감염병은 거의 나타나지 않고 있다.

그러나 항생제에 대한 내성균주의 등장은 아직 끝나지 않은 병원체와의 전쟁을 예고하고 있다. 슈퍼박테리아로 불리는 내성균주들은 현재 효율적으로 제어되고 있는 질병의 패턴을 바꾸어 팬데믹을 일으킬 가능성이 높은 것으로 우려된다. 예를 들면, 전통적인 치료법에 내성을 가진 결핵이 문제가 되고 있다. 매년 세계적으로 50만 명이 다제내성 결핵MDR-TB에 감염되며, WHO는 다제내성 결핵에 감염된 약 5천만 명 중 80% 이상이 3개 이상 항생제에 내성이 있는 결핵에 감염된 것으로 추정한다. 현재는 모든 항생제에 내성을 가진 광범위 약제내성 결핵XDR-TB이 2006년 아프리카에서 발견되어 우리나라를 포함하여 49개국에서 감염되고 있다.

지난 20년 동안 황색포도상구균, 세레미아 마르세센스, 장내구균 중에서 반코마이신을 포함하여 아미노글리코시드계 항생 물질, 세팔로스포린 같은 항생제에 내성을 가진 균이 발견되었다. 항생제에 내성을 가진 미생물은 원내 감염을 일으키며, 부적절한 항생제 치료와 항생제 오남용이 이러한 세균 내성 발현의 중요한 원인이 되고 있다. 제약업계는 이러한 항생제 내성을 해결하기 위해 지속적으로 노력하고 있으며, 그 결과 1세대, 2세대, 3세대 항생제를 거쳐 현재는 4세대 항생제 개발에 주력하고 있다.

진화적 적응,
면역체계의 구축

외부의 병원체로부터 생체를 방어하고 보호하는 중요한 기능을 총괄하여 면역기능이라고 하며, 이와 관련된 체내 연계 시스템을 면역계免疫系라고 부른다. 면역계는 질병으로부터 자신을 보호하기 위해 다양한 구조와 단계로 이루어진 자가방어 능력을 갖춘 기관과 세포로 구성되어 있다. 단세포생물에서 다세포생물에 이르기까지 모든 생명체는 면역계를 가지고 있으며, 효율적인 기능을 위해 반드시 나自己, self와 남非自己, nonself을 구별할 수 있어야 한다. 면역에 관한 연구는 감염병에서 회복한 사람이 그 후에는 해당 질병에 걸리지 않고 감염을 면제받는 현상을 관찰하면서 시작되었다. 면제받은 사람이라는 의미를 가진 라틴어 'immunis'가 감염성 질병에 대한 방어력이 있는 상태인 면역성immunity의 어원이 되었다.

면역계는 작동 방식을 기준으로 선천면역先天免疫과 후천면역後天免疫으로 나눌 수 있다. 선천면역은 고유면역, 비특이적 면역 또는 내재면역innate immunity으로도 불리며, 생물 개체의 발달 과정에서 유전자 발현을 통해 형성되는 보편적 방어 기전이다. 침입 병원체들이 나타내는 일정한 패턴을 인식하여 자동적으로 작동한다. 국토를 방위하는 군대처럼 어떠한 적이 침입하더라도 일괄적으로 국경에서부터 차단하고 방어하는 체계다. 어떤 적이라도 경계하면서 침입을 대비하고 있다가 일단 적이 침입하면 가차 없이 일정한 패턴으로 대응한다.

반면, 후천면역은 적응면역 또는 획득면역으로도 불리며, 특정 병원체와 접촉하면 그에 대한 특이적 항체를 생성한다. 한 번 겪은 병원체에 대해서는 면역적 기억을 통해 다시 침입했을 때 표적 항체를 신속히 재생성하여 선택적이고 효율적으로 해당 병원체를 무력화한다. 특정한 적이 침입하면 거기에 특화하여 효율적으로 격파하는 특공대와 같은 체계다. 과거 경험을 살려서 이에 특별하게 훈련된 공격조를 보내 효율적으로 저지할 수 있는 기억 장치가 있다. 백신접종은 이러한 후천면역의 특징을 이용하여 질병을 예방하는 활동으로서 인간이 스스로 창출한 면역기능을 보강해 주는 생체방어 시스템이다.

선천면역

선천면역(또는 내재면역)은 특정한 병원체에 대한 기억이 없는 상태에서 우선적으로 즉각 반응하여 포괄적인 방법으로 병원체를 처리하여 생체를 보호하는 면역체계다. 생명체가 가지고 있는 보편적 생체방어 시스템이지만, 면역적 기억이 없기 때문에 장기간 지속되지 않는다.

체액성 면역과 세포성 면역 논쟁

초기에는 면역계를 면역반응이 일어나는 방식을 기준으로 체액성 면역과 세포성 면역으로 구분했다. 체액성 면역은 혈액이나 림프액에 항체를 방출하여 항원을 무력화하는 반면, 세포성 면역은 여러 종류의 면역세포들이 직접 병원체를 제거하거나 병원체에 감염된 세포를 죽여서 질병의 확산을 막는 반응이다. 파스퇴르가 여러 가지 실험을 통해 예방접종의 효능을 분명하게 증명했지만 그 기전은 밝히지 못하고 미궁으로 남아 있었다. 1901년 에밀 아돌프 베링Emil Adolf Bering과 기타사토 시바사부로北里柴三郎가 디프테리아에 면역을 가진 동물의 혈청을 면역이 없는 동물에도 전달할 수 있음을 실험적으로 증명하여 서로 다른 개체 간에 전달이 가능한 실체로서 면역 물질의 존재를 입증했다. 이것이 면역 기전 연구의 시작이다.

면역혈청에서 분리한 혈청 성분들이 독소를 중화하고, 침전시키며, 세균을 흡착한다는 사실을 증명하고, 각각 항독소antitoxin, 침강소precipitin, 응집소agglutinin라고 명명했다. 1930년대에 엘빈 카바트Elvin Kabat는 이러한 활성이 혈청 속의 감마글로불린 성분에 있음을 발견했고, 그 성분 중에 면역능력을 가진 분자를 항체라고 명명했다. 이러한 면역 현상이 항체에 의해 매개되기 때문에 체액성 면역으로 할 것을 제안했다. 반면, 이런 발견보다 훨씬 오래전인 1880년에 엘리 메치니코프Eile Metchikoff는 백혈구가 미생물과 다른 외부 물질을 포식한다는 사실을 관찰했고, 이들 식세포를 면역 현상의 주체라고 가정하면서 세포성 면역 가설이 제기되었다.

이후 면역 현상의 본질에 대해 각각 체액성 면역과 세포성 면역 지지자 간에 논쟁이 벌어졌지만, 체액성 면역반응과 세포성 면역반응이 모두 필요하다는 데 합의했다. 세포성 면역 연구는 1940년대 메릴 체이스Merrill Chase가 기니피그를 대상으로 백혈구를 이식함으로써 결핵에 대한 면역력을 전달할 수 있음을 밝혀 활성화되었다. 1950년대에는 세포배양 기술이 향상됨으로써 세포성 면역과 체액성 면역에 별도로 관여하는 림프구가 분리되어 발전하게 되었다. 브루스 글릭Bruce Glick은 닭을 이용하여 서로 다른 두 종류의 림프구의 존재를 밝혀 면역 기전 연구에 박차를 가했다. 흉선 유래 T림프구가 세포성 면역을 담당하고 파브리시우스낭Bursa of Fabricius 유래 B림프구는 체액성 면역을 담당하는 것으로 밝혀지면서 세포성 면역과 체액성 면역의 역할 논쟁은 두 면역계가 서로 얽혀 있고 모두 필요한 것으로 정리되었다. 이로써 면역계는 체액성 면역과 세포성 면역의 협동을 통해, 결국 선천면역과 후천면역의 상호작용으로 외부 병원체에 대한 효과적인 방어 작용이 이뤄지고 있음이 분명해졌다.

선천면역 시스템

1차 해부학적 장벽

외부의 다양한 물리적 환경 변화로부터 자신을 보호하기 위해 생체는 적응을 통해 기능적 변모를 이루며 진화해 왔다. 여러 가지 화학적 독성 또는 위해요인에도 자신을 즉각 방어할 수 있는 안전장치를 다양하게 확보했다. 외부 독성 자극으로부터 생체를 지키는 최일선의 장치로는 생체를 보호하는 해부학적 장벽이 있다.

대표적으로 피부다. 동물은 많은 털로 보호되지만, 털이 없는 인간은 피부 상피세포가 두껍게 발달되어 있고, 표피에는 구조가 견고하고 치밀한 각질층을 갖추어 외부의 공격을 차단하는 물리적 방어막을 형성하고 있다. 표피층은 어떠한 감염원도 통과할 수 없는 치밀한 해부학적 장벽이며, 외부 공격에 대한 방어의 최전선이다. 피부 표피층은 정기적으로 재생되고 오래된 층은 탈락하면서 표면에 달라붙어 있는 세균을 비롯한 감염원들을 제거한다.

또한 소화기와 호흡기의 연동운동과 섬모운동도 감염원을 배출하여 물리적으로 제거한다. 신체 여러 부위에 있는 점액도 감염원을 붙잡거나 차단하며, 눈물과 타액 같은 분비물 역시 각각 눈과 입의 감염을 막는 데 도움을 준다. 장내에 정상적으로 서식하는 장내미생물총도 특정한 물질을 분비하여 유해한 세균들이 서식하지 못하도록 한다.

그러나 병원체는 다양한 방법으로 이러한 1차 해부학적 장벽을 통과하여 질병을 야기한다. 호흡기를 통해 전파되는 바이러스는 폐를 통해 혈액으로 침투하는데, 이러한 공기 중 감염을 막기 위해 포유류는 기침, 콧물, 눈물과 같은 보호장치를 진화시켰지만 완전치는 않다. 체내 장기들 간에도 특별한 장벽을 마련하여 더욱 중요한 장기를 보호하고 있다. 특히 뇌를 보호하기 위한 특별 장치들로 혈액-뇌 장벽, 혈액-척수액 장벽, 수액-뇌 장벽이 있고, 중추신경계와 말초신경계의 면역도 별도로 작동한다.

각종 외부 요인에 의해 상처가 발생했을 때 즉각 작동하는 혈액응고 시스템도 중요한 생체보호 장치다. 상처에서 지혈이 바로 이루어지지 못하면 혈액이 부족해지고 쇼크 상태에 빠져 생명이 위험하게 된다. 생체는 상처 부위에서 혈액을 순간적으로 응고시켜 더 이상 출혈을 방지하는 매우 효율적인 혈액응고 시스템을 가지고 있다. 혈액응고 기능은 상처 치유에도 중요한 역할을 한다. 혈우병 환자들은 혈액응고 기전에 이상이 생겨 조그만 상처에도 출혈이 지속되고 생명을 위협받게 된다. 응고장치는 혈액뿐 아니라 정액을 응고하는 데도 관여한다. 밖으로 노출된 정자들을 일단 보호하기 위해 정액이 응고되었다가 환경이 좋아지면 정자를 풀어주는 기능으로 생식능력에 대한 보호장치 중 하나다.

그러나 응고장치가 때로는 문제가 될 수도 있다. 혈관 내에 생성된 조그만 상처에도 응고 시스템이 가동하여 해당 부위에 혈액 성분이나 세포들을 고착하고 누적시켜 혈전으로 심근경색, 뇌혈전 등 생명을 위협하는 요인이 될 수도 있다. '지나치면 안 되고過猶不及, 반드시 시의적절하게 작동되어야 한다隨時處中'는 중용의 진리가 생체 현상에도 그대로 적용되고 있다.

2차 생화학적 방어체계, 해독 시스템

생체는 체내로 들어오는 각종 독성물질에 대해 다양한 화학적 해독 시스템을 갖추고 있다. 인간이 일상에서 섭취하는 식품 속에는 정상적인 영양소 이외에 다양한 식물 유래 알칼로이드성 물질, 방부제와 항산화제 등의 식품첨가제, 잔류농약과 각종 공해 산물들이 있어 음식물과 함께 체내로 들어온다. 음식물은 정상적인 생체 대사기능으로 완벽하게 처리되어 노폐물로 남지 않는다. 하지만 화장품이나 약품은 체내로 들어와 필요한 기능만 발휘하고 제때에 사라져야 하는데 일부가 조직세포에 남게 되면 이물질로 변하여 결국 독성을 띠고 생체에 나쁜 영향을 미친다.

체내에 들어온 이물질들을 처리하기 위해 특별한 해독 시스템이 작동한다. 이물질들을 산화·포합시켜 수용성 형태로 바꿔 신장을 통해 체외로 배출하여 독성을 제거하는 것이다. 이 과정에는 이물질을 처리하는 1차 반응계인 사이토크롬cytochrome P450과 2차 반응계인 글루타치온으로 대표되는 포합효소계의 대사적 장치가 가동된다. 이처럼 독성물질을 수용성 형태로 전환시켜 소변으로 빠져나가게 하는 기능은 여러 가지 화학적 독성으로부터 생체를 지키는 중요한 보호장치다. 생체의 독성 해독 기능은 외부로부터 독성 자극을 받으면 주반응계인 사이토크롬 P450 시스템이 효율적으로 유도되어 기능이 증대된다. 독성 환경이 지속되는 경우에는 이들을 처리하는 효소계의 생합성과 효율이 증진되어 생체보호에 만전을 기한다. 이와 같이 외부 독성물질 같은 환경의 도전에 생체는 적극적인 응전 태세를 갖추고 유비무환의 원리를 지킨다.

그런데 독성물질을 제거하는 중요한 장기인 신장은 생체 노폐물을 처리하는 센터이기 때문에 신장 기능부전이 생기면 생체에 치명적일 수밖에 없다. 인간 사회에서도 점차 쓰레기 처리의 심각성이 제기되고 있고 이를 효율적으로 처리하는 것이 결국 사회를 건강하게 유지하는 데 결정적으로 중요하다는 사실을 깨달아가고 있는데, 생체는 원초부터 이를 터득하고 있었다. 즉, 생체는 화학물질을 처리하는 과정이나 생존에 필요한 호흡 과정에서 불가피하게 생성되는 유해산소에 의한 산화적 스트레스에 대해서도 고유의 항산화 물질과 항산화 효소계가 유기적으로 치밀하게 작동하는 생체방어 장치를 갖추고 있다.

2차 생화학적 방어체계, 생체방어 물질군

생체를 보호하는 생화학 시스템인 보체군은 비활성 상태에서는 체내를 순환하는 혈청 단백질의 한 종류이지만, 특이적 또는 비특이적 기전에 의해 비활성 상태의 보체 단백질들이 활성화되면 병원체의 세포막에 손상을 주어 파괴하거나 제거하기 쉬운 상태로 만드는 능력이 있다. 보체는 특정 세포 표면에 항체가 결합하거나 보체 분자와 미생물 세포벽 구성 성분 사이의 결합을 통해 반응을 촉발한다.

보체는 대표적인 혈액성 면역체계로서 포유류뿐만 아니라 어류나 식물에 이르기까지 여러 생물종에서 관찰되는 오래된 면역계다. 보체는 대부분 간에서 만들어지며 비활성화 상태인 단백질 전구체로 혈액에 있다가 항원을 만나면 활성화된다. 단백질 분해효소가 단계적으로 작용하여 매우 효율적으로 짧은 시간에 활성화된다. 혈액 내에는 보체가 필요한 때에만 활성화되도록 조절하는 인자들이 함께 존재하여 불필요한 보체 반응이 일어나지 않도록 엄격하게 조정한다. 이들 보체 분자 혹은 보체의 일부분과 세포 수용체 간의 결합이 선천면역 또는 후천면역을 촉발하기도 한다.

한편, 효소나 화학적 물질로 이루어진 생체의 화학적 장벽은 감염에 대해서도 작동한다. 피부와 호흡기에서는 β-디펜신 같은 항균 펩타이드가 분비되며 침, 눈물, 모유 등에 있는 리소자임이나 포스포리파제 A2 같은 효소 역시 화학적 방어체계로 작용한다. 리소자임은 박테리아 세포벽의 펩티도글리칸층을 가수분해로 파괴하여 병원체인 박테리아를 제거한다. 여성의 질 내부는 약산성을 유지하여 세균의 침입과 증식을 억제하고, 남성의 정액에는 디펜신과 아연이 포함되어 병원체를 제거한다. 위에서 분비하는 위산은 강력한 산성으로 섭취한 음식물에 들어 있는 병원체를 화학적으로 박멸한다. 구강과 위장관을 덮고 있는 점막은 해부학적 장벽 역할은 물론, 각종 화학물질로 덮여 있어 생체를 보호한다. 또한 점막에서 분비되는 계면활성 단백질은 세균의 지질막을 파괴하거나 식세포 작용을 민감하게 하여 세균을 제거하도록 지원한다.

정상적으로 인간의 장내에 서식하고 있는 세균들은 장내미생물총인 마이크로비움을 형성하는데, 이 또한 중요한 생체방어 기능을 수행한다. 장내미생물총은 생체의 생물학적 보호장벽으로 작용하여 숙주와 더불어 사는 공생관계를 맺는다. 장내세균 가운데 일부는 음식물에 포함된 병원체의 침입으로 장내 환경이 바뀌면 pH를 조절하거나 철분을 분비하여 침입 세균의 번식을 억제한다. 이처럼 체온, pH, 여러 용질 및 세포와 연관된 분자들로 구성된 생리적 장벽은 선천면역의 일환이 된다.

많은 종들은 자신의 정상 체온이 병원체 증식을 억제하기 때문에 쉽게 질병에 걸리지 않는다. 예를 들어, 닭은 높은 체온이 세균 증식을 억제하기 때문에 탄저병에 대해 선천면역을 가지고 있다. 최근 코로나19의 숙주로 알려진 박쥐의 경우 1천여 종의 바이러스를 체내에 가지고 있으면서도 병이 발생하지 않는 것은 이들이 날게 되면 체온이 40도 가까이 상승하여 바이러스 생존을 억제하는 선천적 면역능력이 있기 때문이다. 이와 유사하게 낮은 pH 환경에서 살아남을 수 있는 미생물은 극소수이므로 위산도 중요한 생리학적 선천면역 역할을 한다. 다만, 신생아나 노인은 일반 성인에 비해 위의 산도가 낮기 때문에 병원체에 쉽게 노출되어 여러 가지 소화기성 질환에 잘 걸린다. 최근에는 장내세균총이 선천면역의 일환으로 작용하는 것 이외에도 여러 생체 조직의 다양한 생리기능에 지대한 영향을 미치고 있음이 알려지면서 그 역할이 새롭게 조명되고 있다.

병원체 제거 식작용과 선천면역 세포

선천면역의 또 다른 방어기전으로는 과립백혈구가 병원체를 잡아먹어 세포 내 소화를 통해 파괴하는 방식으로 항원을 제거하는 식작용phagocytosis이 있다. 윌리엄 오슬러William Osler가 1876년 발견했고, 메치니코프는 백혈구가 병원체를 포식하는 과정을 식작용이라고 명명하며 생체보호 면역체계를 이룬다고 주장했다. 식작용에서 백혈구의 원형질막은 식소체phagosome라고 불리는 소포를 형성하기 위해 병원성 미생물과 같은 입자 형태의 물질을 둘러싸며 확장된다. 식작용은 외부의 고체 물질을 세포 표면의 선택적 수용체에 결합시킨 후 세포 내부로 이입시키는 수용체 매개 세포내이입endocytosis 과정으로 액상 물질을 섭취하는 음세포작용pinocytosis과는 차별화된다.

이러한 식작용은 일부 세포에서는 영양분을 취득하는 데 기여하며, 면역계에서는 병원체와 세포 찌꺼기를 제거하기 위한 선천면역의 주요 메커니즘이다. 식작용은 감염에 반응하는 첫 번째 과정이며, 후천면역 반응의 시작 단계이기도 하다. 대부분의 체세포는 식작용을 할 수 있지만, 이를 주요 기능으로 수행하는 전문 식세포로는 호중구, 대식세포, 단핵구, 수지상세포, 파골세포, 호산구 등이 있다. 이 중 호중구와 대식세포, 단핵구가 감염에 대한 면역반응에서 중요한 역할을 한다.

선천면역을 담당하는 세포들은 최전선에서 적의 침입을 감지하고 선제적으로 처리하는 경계병 같은 역할을 한다. 침입하는 병원체를 발견하여 주로 식작용을 통해 없애는 세포들이다. 식세포의 포식 방식은 단세포 생물의 영양소 섭취 과정으로부터 진화했으며 병원체를 대상으로 식균하도록 진화되었다. 이들 식세포들은 혈액 순환을 따라 전신을 돌아다니다가 '자기'와 다른 '비자기'인 병원체의 침입을 알리는 사이토카인에 반응하여 작용한다. 식세포에 의해 파괴된 병원체의 잔여물은 세포 내 소포인 식소체와 리소좀이 연계된 포식리소좀phagolysosome에 의해 분해된다. 이러한 식세포는 가장 오래된 면역체계로서 무척추동물과 척추동물 모두에서 발견되는 생명체의 가장 원초적인 보편적 방어체계다.

백혈구는 독립적인 단세포로 식균작용을 통해 선천면역의 축을 이룬다. 백혈구에는 호중구, 호산구, 수지상세포, 대식세포 등이 있다. 식세포인 대식세포와 호중구는 혈류를 따라 체내를 돌아다니다가 감염이 되면 감염 부위로 빠르게 이동하여 식작용을 통해 직접적인 살균 작용을 진행한다. 호중구는 순환계통에서 전체 백혈구의 50~60%를 차지하며 병원체를 직접 포식하거나 그물 모양의 덫으로 포획한다. 이들은 염증이 발생하면 염증반응 물질에 이끌려 몰려드는 주화성走化性, chemotaxis이 있다. 대부분 염증이 발생하면 호중구 수치가 증가하기 때문에 염증 진단에도 매우 중요한 지표다. 단핵구에서 성장한 대식세포는 혈류를 따라 조직으로 이동하여 휴면 상태로 상주하고 있다가 감염이 되면 활성화된다.

수지상세포는 주로 외부에 노출된 조직에 존재하며 식균 작용을 통해 병원체를 처리하지만, 미생물을 죽이거나 제거하는 일보다 병원체에서 항원을 분리하고 제시하여 후천면역 시스템을 가동하기 위한 선도적 작업을 수행한다. 병원체와 접촉이 잦은 외부 노출 부위인 피부, 코, 기관지, 폐, 위 등에 자리 잡고 있다. 이들은 병원체와 접촉하면 다른 면역체계가 쉽게 탐지하도록 스스로 표식을 만드는 항원제시세포Antigen Presenting Cell, APC이며, 림프절로 이동하여 T세포 같은 다른 면역세포가 항체를 형성하도록 돕는 항원전달세포다.

선천성 림프구 세포 Innate Lymphoid Cell, ILC는 항체를 형성하지 않기 때문에 선천면역에 해당하지만, 실제로는 후천면역 기능을 조절한다. 주로 염증반응에 관여하면서 자연살해세포Natural Killer Cell와 유사한 작용을 한다. 선천성 림프구 세포는 대표적인 후천면역 세포인 T세포와 면역조절 단백질인 인터류킨-7IL-7을 공유한다. T세포가 체내 숫자는 월등히 많지만 선천성 림프구 세포가 IL-7의 소비를 선점하는 방식으로 T세포의 발현을 조절할 수 있다.

자연살해세포는 병원체에 감염되었거나 암으로 변형된 체내 세포의 사멸을 유도하여 건강한 세포들을 보호한다. T세포나 B세포와 달리 특정 항원이나 독소에 대응하여 만들어지지 않으며 특화된 수용체를 이용해 우리의 몸속을 돌아다니며 세포들을 검색한다. 간이나 골수에서 생성되는 자연살해세포는 몸속의 변화를 탐지하여 건강한 부위와 그렇지 않은 부위를 구분하고 정상적이지 못한 조직세포의 세포자살을 유도한다. 선천성 림프구와 함께 작용하여 바이러스에서부터 악성 종양과 기생충에 이르기까지 다양한 면역반응과 임신의 운명을 결정하는 데도 관여한다. 특히 암세포의 발생을 조기에 탐지하여 처리하기 때문에 생체를 암으로부터 보호하는 데 매우 중요하다. 백혈구의 10% 정도밖에 되지 않지만 간,

폐, 림프샘에 흩어져 있어 생체를 보호하는 최정예 부대다.

위험 감지 패턴 인식 시스템

면역체계가 작동하기 위한 제일 중요한 선제적 조건은 '나'와 '남'을 명확하게 구분하는 일이다. 항체가 생성되는 후천면역 시스템에서는 항체가 자신이 표적하는 남, 즉 '비자기'의 출현을 인지하고 이를 공격함으로써 일련의 면역반응이 가동된다. 따라서 항체 생성 이후 남을 인식하는, 즉 생체를 공격하는 적을 인지하는 면역반응 체계는 잘 알려져 있다. 하지만 항체가 생성되기 전에 나와 남을 구분하는 생체 장치에 대해서는 명확한 이론이 정립되지 못하고 있었다.

이런 상황에서 천재적인 아이디어가 발표되었다. 폴리 마칭어 Polly Matzinger는 생체의 면역계는 자기와 비자기만을 구분하는 것이 아니라 각종 위험에 따른 일정한 분자 패턴까지도 감지하도록 설계되어 있음을 발견했다. 마칭어는 프랑스에서 태어나 미국으로 건너와 본격적으로 학문을 하기 전에 개 사육사, 웨이트리스, 목수, 재즈 연주자 등 다양한 직업을 경험한 자유분방한 여성이었다. 그녀는 면역학에서도 기존 체계에 휩쓸리지 않고 독자적인 개념을 발표했다. 즉, 생체에는 외부에서 침입한 미생물이나 독소에 대해 1차적으로 내재적인 유전자 시스템을 통해 대응하는 선천면역계가 있음을 밝혀낸 것이다. 이 시스템은 병원체를 선별해 대응하지 않고 광범위하게 일정한 대상에 보편적으로 작동하며, 면역 지속 기간이 짧은 특성을 갖고 있다.

이러한 선천면역계에 포함되어 있는 생체분자들은 특정 계통의 분자 양상을 인지하는 패턴 인식의 특성을 가지고 있다. 병원성 미생물에만 있고 다세포 생물에는 존재하지 않는 일부 분자들이 있기 때문에 생체는 그런 분자들을 표출하는 외래 침입자를 즉시 탐지하고 대응하는 능력이 있다. 선천면역계가 가진 이러한 패턴인식수용체Pattern Recognition Receptor, PRR는 유전적으로 결정되어 특정한 분자구조에 반응하기 때문에 다양한 병원체를 선별적으로 일일이 구별할 수는 없다. 하지만 병원체에 공통적으로 존재하는 분자구조를 인식하기 때문에 매우 효율적이고 정확한 탐지가 가능하다.

패턴인식수용체가 인식하는 병원체의 분자구조를 병원체연관분자패턴Pathogen Associated Molecular Patterns, PAMPs이라고 하며, 리포다당류, 펩티드글리칸, 리포테이코산, 만난, 세균의 DNA, 이중나선 RNA, 글루칸과 같은 구조물들은 모두 병원체가 생성하는 분자들이다. 이러한 분자 유형은 병원체연관분자패턴뿐 아니라 손상이나 스트레스에 의한 세포나 조직의 손상을 인식하는 위험연관분자패턴Damage-Associated Molecular Patterns, DAMPs과 심지어는 생활방식연관분자패턴Lifestyle-Associated Molecular Patterns, LAMPs도 보고되고 있다. 이러한 패턴인식수용체는 특정 패턴의 분자구조를 만나

기만 하면 별도의 증식 과정 없이 즉각적으로 반응하며, 이와 같은 PAMPs, DAMPs, 및 LAMPs에 반응하는 대식세포와 수지상세포는 선천면역에서 매우 중요한 역할을 한다. 대식세포는 수용체를 통해 비자기로 인식한 병원체를 제거하고, 수지상세포는 병원체를 포획하여 다른 면역세포들이 인식할 수 있도록 신호를 전달한다. 이러한 패턴인식수용체를 생성하는 유전자에 이상이 생기면 나와 남을 구분하지 못해 자가면역질환이 일어날 수 있다.

선천면역 체계의 PAMPs에는 톨유사수용체Toll-Like Receptors, TLRs, 세포기질수용체와 염증반응에 관여하는 염증조절복합체 inflammasome가 있다. TLRs는 병원체의 외부 성분에 반응하는 여러 종류가 복합적으로 조합되어 작용한다. 현재 11종(인간은 10종)이 발견되었으며, 각각 해당하는 특정 분자구조를 인식하고 관련 세포 내 전사인자를 활성화하여 면역기능이 작동하도록 한다. TLR4는 그람음성균에서 발견되는 당지질LPS를 인지하여 병원균을 격퇴하며, TLR2는 그람양성균에 반응하고, TLR3는 RNA 바이러스가 방출하는 이중사슬 RNAdsRNA를 인지하며, TLR5는 균의 플라젤린flagellin에 각각 특이적으로 반응한다.

TLRs는 원래 초파리의 발생과정에 관여하는 유전자로 처음 발견되어 세포자살을 유도하는 것으로 알려졌으나, 면역반응에서도 감염된 세포의 자살을 유도해 질병 확산을 막는 중요한 역할을 한다. 세포기질수용체는 선천면역 체계 가운데 병원체 공격을 받아 손상된 세포기질을 인식하는 수용체들로 NOD유사수용체Nod-like Receptors, NLRs와 RIG-1유사수용체Rig-1-like Receptors, RLRs, 세포기질 DNA 수용기가 있다. 염증조절복합체는 올리고머 단백질복합체로 PAMPs, DAMPs, LAMPs를 모두 인자로 받아들여 사이토카인을 생성해 염증반응을 유도하며 통증을 유발한다.

염증과 생체 위험신호

염증은 감염이나 자극에 대해 면역체계가 처음 보이는 신체 반응이다. 염증은 손상된 세포에서 방출되는 화학물질에 의해 일어나며, 감염이 확산되지 않도록 물리적 장벽을 만들거나 손상된 조직의 치유를 도와준다. 염증 과정에서 생성되는 생리활성 물질(히스타민, 세로토닌, 브래디키닌, 류코트리엔, 프로스타글란딘)들은 감염 부위의 혈관을 확장하고 식세포들을 모이게 하여 병원체를 처리하며, 직접 통각수용체를 자극한다. 이러한 과정에서 발생하는 발열, 발적, 종창, 통증의 4가지 증상은 염증의 대표적인 특징을 이룬다.

염증이 발생하면 염증조절복합체가 사이토카인을 방출하고, 백혈구가 염증 부위로 몰려들어 병원체를 제거하며, 자연살해세포는 비정상 조직의 세포자살을 유도하여 생체를 보호한다. 병원체가 제거되면 자연 치유 과정을 거쳐 염증이 사라진다. 다만, 염증반응이 과도하게 진행되면 만성 염증 상태에 이르고 자가면역질환이 발병할 수도 있다.

후천면역

후천면역 또는 적응면역adaptive immunity은 질병에 걸렸거나 예방
접종을 통하여 획득되는 면역을 말한다. 후천면역은 특정 병원체
에 대한 초기 반응 후 면역조직을 형성하고 면역물질을 만들어 지
속적인 반응과 모니터링을 통해서 대응 프로세스를 확립하는 생체
반응이다. 선천면역과 마찬가지로 후천면역은 면역 시 발생한 체액
성 면역과 세포 매개 면역성분을 모두 포함한다. 후천면역은 선천
면역처럼 보편적 대응이 아니라 특정 병원체에 대한 선택적 대응이
라는 점에서 다르다.

항체의 생성을 유도하는 병원체나 감염된 세포들을 항원이라고
한다. 항원은 후천면역 반응을 유도하는 핵심 물질이다. 후천면역
을 수행하는 세포는 림프구다. 항체반응 및 세포 매개 면역반응
은 림프구의 일종인 B세포와 T세포에 의해 진행된다. 항체반응에
서 B세포는 면역글로불린으로 알려진 단백질 항체를 분비하도록
활성화되며, 항체는 혈류를 따라 이동하면서 외부에서 들어온 항
원과 결합해 숙주 내 세포를 공격하지 못하도록 항원 활동을 차
단한다.

후천면역 시스템은 한번 면역에 성공하면, 일반적으로 해당 면역 체계를 평생 유지할 수도 있다. 면역 시스템이 항원에 특정 항체를 만드는 것은 신체의 면역계 유전체 시스템이 특정한 작용을 하도록 변형되어 적응하는 과정이다. 이런 단계를 거쳐서 생체는 적은 수의 유전자로 방대한 수의 서로 다른 항원에 대응하는 항체를 생성할 수 있다. 면역세포인 B세포와 T세포는 세포의 증식 분열과정에서 돌이킬 수 없는 유전자 재배열이 일어나 특정 항원 수용체인 선택적 항체 제작 유전자를 상속하기 때문에 특정 면역을 지속적으로 유지할 수 있다.

후천면역계의 주요 기능은 외부에서 들어온 항원을 검사하는 과정에서 원래 존재하던 정상 세포인지 침투 병원체인지 구분하고, 특정 병원체나 병원체가 감염시킨 세포를 제거하도록 맞춤화된 반응을 유도하여 B세포 및 T세포에 면역물질 생성을 기억시켜 면역 기억능력을 가지게 한다. 인간의 경우 후천면역은 체내에 침입한 특정 병원체에 대응하여 작동하는 면역계로서, 의미 있는 항체반응을 일어나게 하는 데 적어도 일주일 정도 걸린다. 후천면역은 개별 병원체에 대한 면역적 기억을 형성하여 항체를 생산하는 강력한 생체보호 체계로서 진화적으로는 척추동물부터 발견되며, 이렇게 생성된 항체는 병원체나 감염된 세포를 공격한다. 낯선 병원체에는 항체 형성이 원활하지 않지만, 일단 경험한 병원체에는 면역 기억세포가 항체 유전자를 보존하여 동일한 병원체에 재감염된 경우 처음과는 달리 신속하게 항체를 형성하여 병원체를 효율석으로 격퇴한다.

항원 인식과 제시

후천면역을 담당하는 세포들은 림프구로서, 특히 B세포와 T세포가 중요한 역할을 한다. 이들은 골수의 조혈모세포로부터 분화되어 형성된다. B세포는 체액성 면역반응의 핵심이며, T세포는 세포성 면역의 중심이다. 후천면역에서 직접 항원을 파괴하는 역할을 담당하는 것은 주로 세포독성 T세포cytotoxic T cell다. 그러나 세포독성 T세포는 주조직적합복합체Major Histocompatibility Complex, MHC가 결합한 항원만을 인식할 수 있다. MHC는 항원에 들러붙어 세포독성 T세포가 인식하는 분자구조를 표시하며, 1형과 2형 두 종류가 있다.

1형 MHC는 거의 모든 세포에 존재하며, 세포독성 T세포에 단백질을 제시한다. 2형 MHC 분자는 대식세포나 B세포 등 특정한 면역세포에만 존재하며, 이렇게 2형 MHC 분자를 가진 세포들을 항원제시세포라고 한다. 항원제시세포들은 미생물을 포식하여 조각을 내며, 이들의 2형 MHC 분자는 보조 T세포에 미생물 조각들을 제시하여 다른 세포들의 면역반응을 유도한다. 항원을 제시하는 역할을 맡은 항원전달세포로는 대식세포, B세포, 수지상세포가 있다.

T세포의 세포성 면역

세포독성 T세포는 병원체에 감염되었거나 손상된 세포 또는 기능을 제대로 못하는 세포를 죽일 수 있기 때문에 킬러 T세포killer T cell라고도 불린다. 이들 T세포는 MHC1 수용체가 특정 항원에 결합하여 형성된 T세포 수용체에 의해 활성화된다. 항원-MHC 복합체는 T세포 표면의 세포표면 항원 무리인 CD8과 결합하여 면역작용을 유도한다. T세포는 전신을 돌다가 항원-MHC1 복합체로 구성된 수용체를 지닌 세포를 만나면 해당 세포의 세포막을 뚫고 퍼포린perforin 같은 생체독성 단백질을 분비하여 살해한다. T세포가 분비하는 다른 생체독성 물질인 GNLYGranulysin는 표적 세포의 세포자살을 유도한다.

보조 T세포helper T cell는 선천면역과 후천면역 모두를 조절하며 특정 항원에 대한 면역반응을 보조한다. 항원제시세포가 MHC2로 항원을 특정하여 표시하면 보조 T세포는 CD4를 이용하여 이를 인식하고 대식세포, B세포, 세포독성 T세포에 전달하여 항체를 생성하도록 유도한다. 보조 T세포는 직접 생체독성 작용을 하지 않기 때문에 감염된 세포를 죽이거나 병원체를 파괴하지는 않지만, 다른 면역세포들이 빠르게 반응하도록 보조한다. 감염된 세포가 방출한 사이토카인에 반응하여 보조 T세포가 활성화되고, 보조 T세포는 사이토카인 신호를 증폭하여 대식세포나 세포독성 T세포의 면역반응을 유도한다. 보조 T세포는 B세포가 항원과 결합하여 형성한 항원-MHC 복합체를 인식하고 감염된 세포를 인식한 것과 같은 방식으로 이를 면역세포에 전달한다.

감마델타 T세포γδ T cell는 CD4, CD8과 다른 방식의 대체 T세포 수용체를 사용하며, 보조 T세포, 생체독성 T세포, 자연살해세포 등과 공유한다. 감마델타 T세포는 혈류를 따라 흐르지 않고 피부와 장기, 폐 같은 상피조직에 머무른다. 감마델타 T세포의 역할은 아직 완전히 규명되지 않았지만 상피조직의 면역반응을 유도하는 것으로 확인되었다.

조절 T세포regulatory T cells, Tregs는 면역계를 조절하는 T세포 중 하나로 면역계의 다른 세포들이 명령에 따라 의무를 다하도록 규제한다. 자가항원에 대한 관용을 담당하며, 일반적으로 효과 T세포effector T cell의 유도와 확산을 억제하거나 하향 조절함으로써 면역작용의 공격과 후퇴를 조정한다. 유익한 세균에 대해서는 관용을 유지하고 자가면역질환을 예방하며 염증성 질환을 억제한다. 최적의 건강을 유지하기 위해서는 조절 T세포가 면역작용을 효과적으로 수행하되 과도하지 않게 작동되어야 한다.

B세포의 체액성 면역

B세포는 체액에 항체를 배출하는 방식으로 면역기능을 수행한

다. B세포 표면의 수용체 역시 T세포와 같이 특정 항원을 인식한다. B세포는 항원을 인식하면 그 항원을 잡아 표면에 있는 MHC 2형 수용체에 표시하여 T세포에 전달하는 역할도 한다. 여러 림프구들의 항원 인식과 전달은 림포카인을 매개로 이루어진다. 활성화된 B세포는 형질세포로 변환되고 세포분열을 통해 수백만 배로 증폭되어 다량의 항체가 빠르게 생성되도록 한다. 이렇게 만들어진 항체는 혈액과 림프계통을 통해 전신으로 공급된다.

항체는 면역글로불린이라 불리는 단백질이다. 네 개의 단백질 사슬 중 긴 것과 짧은 것이 각각 짝을 지어 한 쌍으로 구성되어 있고, 짝을 이룬 끝에는 항원에 적응할 수 있는 가변 부위가 있다. 단백질 사슬은 큰 것을 중사슬, 작은 것을 경사슬이라고 한다. 중사슬의 불변 부위는 항체의 종류를 결정하며, 가변 부위는 3차원 구조에서 항원과 결합하는 부위를 형성하기 때문에 상이한 병원체나 항원에 맞추어 변형된다. B세포는 골수 성숙 과정에서 DNA 정보를 무작위로 선택하여 결정하기 때문에 항체는 수백만 종류가 될 수 있고 각각 고유의 활동을 한다. 인간의 경우 체내 항체의 80%는 하나의 항체가 단독으로 활동하는 단위체인 면역글로불린G(IgG)이며, 그 외에 다섯 개의 항체가 결합한 오합체, 두 개가 결합한 이합체 등이 있다. 면역글로불린의 주요 기능으로는 응집반응, 침전반응, 중화작용 및 보체 활성화 등이 있다.

면역글로불린은 IgG, IgA, IgE, IgD, 그리고 IgM 등 여러 형태가 있으며, 체내에서 각기 다른 생물학적 활성을 나타낸다. IgG는 혈액 내에 가장 많이 존재하는 면역글로불린이며 체내에 들어온 병원체에 대해 우선적으로 특이적 면역반응을 나타낸다. IgA는 눈물, 콧물, 침, 유즙 등을 포함한 분비액에서 많이 배출되어 생체방어 작용을 한다. IgE는 알레르기 반응에서 중요한 역할을 하는 면역글로불린이다. IgD는 B세포의 표면에 존재하여 항원과 반응을 일으킨다. IgM는 항체 형성 초기에 만들어져 항원과 결합하는 B세포 표면에 존재하면서 수용체로 작용한다.

면역기억

선천면역은 표적에 대한 선택적 기억력이 없기 때문에 기본적으로 침입자가 표출하는 분자 유형에 따라 대응을 시작한다. 그러나 후천면역은 침입자에 대한 선택적 기억을 가지고 있기 때문에 표적을 특화해 공격할 수 있다. 면역적 기억은 항원과의 접촉에 의해 유도되는 일종의 적응 현상이다. 활성화된 B세포와 T세포는 특정 항원에 대한 항체 유전자를 유지한 채 세포분열을 지속하기 때문에 표적항원을 장기간 기억하게 된다. 이를 면역적 기억이라고 한다. 이러한 면역적 기억의 일부는 평생에 걸쳐 지속되기 때문에 한번 겪은 병원체는 같은 병원체가 침투했을 때 신속하게 반응하여 질병 발생을 차단할 수 있다.

백신은 이러한 후천적 면역 방법을 인위적으로 응용하여 개발한 것이다. 즉, 병원체를 죽이거나 독성을 약화시켜 독성 성분을 선택적으로 추출하여 체내에 주입함으로써 인위적으로 면역적 기억 형성을 유도하는 방법이다. 한 번의 접종으로 면역력 형성이 불충분할 경우 여러 차례에 나누어 접종해 횟수를 거듭할수록 항체 형성이 배가 되어 효과를 높일 수 있다.

면역계 진화

거의 모든 생물에서 발견되는 선천면역과 달리 후천면역은 진화의 산물로 인간을 포함한 척추동물에서 발견된다. 병원체는 변이를 통해 급격한 진화가 일어날 수 있으며, 그 결과 면역계에 적응하여 면역기능을 회피할 수 있다. 반면, 면역계도 병원체에 맞서 진화해 왔다. 진화생물학자 리 밴 베일런Leigh van Valen이 지속 소멸의 법칙을 설명하기 위해 제안한 붉은 여왕 가설Red Queen's Hypothesis과 부합한다. 생물들이 서로에게 선택 압력으로 작용하여 끊임없이 변화해야 하며 진화가 더디면 결국 소멸하게 된다는 이론이다.

생물은 자신의 유전체에 병원체가 갖는 특정 패턴을 인식할 수 있는 유전자를 삽입하여 선천면역 체계를 강화한다. 그러나 병원체 역시 계속 새로운 변형이 생기기 때문에 어느 한쪽이 완전히 승리하기는 어렵다. 가장 단순한 구조의 생물도 자체 면역 메커니즘을 가지고 있다. 박테리아는 바이러스의 일종인 박테리오파지의 공격으로부터 스스로를 방어하기 위해 효소 형태의 면역물질을 만든다. 진핵생물은 이보다 복잡한 면역계를 진화시켰는데, 식작용을 이용한 병원체 분해, 디펜신 같은 항균 펩타이드 활성화 기능이 있다. 생물의 진화 역사에서 인간이 속하는 척추동물은 선천면역 시스템은 물론 더욱 복잡한 후천면역 체계를 발전시켜 왔다. 면역계의 진화는 생물 자체의 진화에도 영향을 주었다. 서로 영향을 주고받으며 진화해 온 병원체와 면역계의 공방은 대표적인 공진화 사례다.

인간 면역장애

면역결핍증

면역결핍증은 면역 구성 요소의 일부가 비활성화되어 일어난다. 유전으로 인한 선천적인 경우도 있고 후천적으로 생긴 문제일 수도 있다. 일반적으로 어린이나 노인은 성인에 비해 면역력이 떨어진다. 문제가 되는 선천적 면역결핍은 1만 명당 한 명꼴로 보고되고 있으며, 이 가운데 B세포계 결함은 55%, T세포계 결함은 25%, 식세포계 결함은 18%, 보체계의 결함은 2%를 차지한다. 면역세포의 형성을 지시하는 유전자가 성염색체 위에 놓여 있기 때문에 선천적 면역결핍의 70%는 남성이다.

한편, 후천적 면역결핍의 대표적 원인은 노화다. 개인적인 차이가 있지만 나이가 들면 대체적으로 면역기능은 저하되고 염증반응이 늘어난다. T세포를 성숙시켜 전신으로 공급하는 흉선은 사춘기가 지나면서 퇴화를 시작해 고령이 되면 기능이 크게 떨어진다. 따라서 노화에 따라 새로운 항원에 대처해야 할 미감작 T세포$_{naïve\ T\ cell}$ 공급이 줄어든다. 암의 발생을 억제하는 자연살해세포도 노화에 따라 양이 줄어든다. 또 다른 후천적 면역결핍의 대표적 원인으로 HIV 감염이 있다. HIV가 보조 T세포 같은 CD4+ 세포를 공격하여 감소시킴으로써 인체는 HIV에 대항할 항체 자체를 생성하지 못할 뿐 아니라 다른 병원체에 대한 면역력도 잃게 된다. HIV 감염으로 인한 후천적 면역결핍은 흔히 에이즈로 불리며, 초기에는 치료제가 없어 공포의 대상이었지만, 최근에는 여러 가지 치료 요법이 개발되고 있다.

자가면역질환

자가면역질환은 전 세계적으로 매년 7% 이상씩 증가하고 있다. 적어도 80여 종 이상의 자가면역질환이 있다. 면역계가 자기와 비자기를 구분하지 못하고 자기 자신을 항원으로 인식하는 자가면역으로 인해 생기는 질환이다. 후천면역이 과도하게 작동하면 자가면역질환에 이를 수 있다. 모든 면역계는 효율적인 작동을 위해 건강한 자기와 자신이 아닌 남을 구분해야 하며 건강한 자기로 인식되는 조직에는 반응하지 않아야 한다. 이를 자기관용성이라고 한다. 어떤 이유에서건 자기관용성을 잃고 자신을 항원으로 인식하게 되면 스스로를 공격하는 자가면역반응이 일어난다.

조혈모세포에서 분화되어 만들어진 T세포는 흉선에서 성숙하는데, 흉선은 자가항원에 반응하여 자신을 항원으로 인식하는 T세포는 기능하지 못하도록 무력화하여 말초로 보낸다. 자기관용성을 지니고 활성화되어 전신으로 보내지는 T세포는 극히 일부에 불과하다. 하지만 비활성화되어 말초로 보내진 T세포가 어떤 요인에 의해 다시 활성화된다는 점이 문제다. 잠재적 위험요소인 비활성 T세포는 반드시 조절 T세포에 의해 활성화되지 않도록 제어되어야 한다. T세포의 생성과 성숙, 그리고 활성화 단계마다 정교한 조절을 거쳐 진행되기 때문에 이런 과정의 어떤 단계에서도 문제가 발생하면 결과적으로 자가면역 증상이 생길 수 있다. 방관자 T세포 bystander T cell라 불리는 비활성 T세포는 외부에서 침입한 병원체에 대해서도 비활성 상태로 있게 되는데, 사가면역이 발현할 때에는 오히려 활성화되어 증상을 악화시킬 수 있으며, 염증 억제에 관여하는 조절 T세포마저도 자가면역 상황에선 염증을 악화시킨다.

자가면역질환에는 전신홍반성루푸스처럼 전신을 공격하는 경우, 자가면역성 갑상선 질환이나 1형 당뇨병처럼 특정 징기를 공격하는 경우, 류머티즘성 관절염처럼 특정 장기나 전신을 선택적으로 공격하는 경우 등 다양한 사례가 있다. 일반적으로 30% 정도는 유전적 소인이 있으며, 70%는 환경 요인과 생활 패턴에서 기인한다. 유럽과 북아메리카는 전체 인구의 5% 정도가 자가면역질환을 가지고 있으며, 면역결핍증과 달리 자가면역질환은 여성이 남성에 비해 4배 정도 더 많은 발생빈도를 보이고 있다.

과민반응과 면역 매개 염증질환

알레르기는 면역계의 과민반응으로 생기는 자가면역과 유사한 면역반응이다. 과민반응은 면역계가 자기관용성을 잃고 비병원체에 과도한 면역반응을 일으키는 현상이다. 과민반응은 네 가지 종류로 구분된다. 1형은 알레르기원과 IgE가 작용하여 급성 면역반응을 일으켜 알레르기, 천식, 아나필락시스 등이 일어나고, 2형은 세포표면의 항원과 항체 IgG가 반응한 복합체를 이물질로 인식하여 세포가 파괴되는 그레브씨병, 류머티즘성 심장질환 등이 있고, 3형은 항원-항체 복합체가 순환하면서 조직에 침착하여 발생하는 류머티즘성 관절염, 전신홍반성루푸스 등이 있으며, 4형으로는 항원제시세포에 의해 활성화된 보조 T세포Th1가 대식세포들을 활성화하여 조직 손상을 초래하는 접촉피부염, 셀리악증후군, 다발성

경화증이 있다.

이 중 알레르기 질환이 현대에 이르러 급증하고 있다. 1889년 영국의 모렐 매켄지Morrell Mackenzie가 꽃가루 알레르기를 발견한 이래, 구체적인 알레르기 원인 물질이 차례로 밝혀지고 있다. 특히 현대에 이르러 도시의 청결한 환경에서 성장한 아이들에게서 여러 가지 알레르기 질환이 급증하고 있어 성장 과정의 알레르기원에 대한 탈감작 반응이 중요하게 제기되고 있다. 한편, 면역 매개 염증 질환은 별다른 감염이 없는 상태에서도 일어날 수 있다. 정상적인 면역조절을 벗어나서 T세포가 염증 억제 기능을 잃거나 대식세포가 계속 염증반응을 지속하는 경우가 대표적이며, 조직 손상을 초래한다. 말초신경계와는 다른 방식으로 면역이 작동하는 뇌에서도 면역 매개 염증이 발생한다.

사이토카인 폭풍

최근 코로나19 치료 도중 사망한 사례 가운데 사이토카인 폭풍 cytokine storm이 원인으로 지적되어 주목받았다. 사이토카인 자체는 면역계에 꼭 필요한 것으로, 외부 항원이 유입되었을 때 이를 사멸시키거나 중화하기 위해 면역세포로부터 다양한 염증성 사이토카인이 분비된다. 대표적으로 종양괴사인자-α, 인터류킨-1, 2, 6, 7, MCP-1, MIP 1α, G-CSF, CRP 등이 있다. 병원체 감염에 맞서 싸울 때, 감염 부위에서 생성되는 사이토카인의 일종인 케모카인 chemokine은 호중구나 대식세포 같은 면역세포들을 감염 부위로 모이게 한다. 감염 부위에 상주하는 면역세포와 추가로 모여든 면역세포들에 의해 염증성 사이토카인이 대량 분비되는데, 이들 자체로 면역세포들을 자극시켜 더 많은 염증성 사이토카인 생성을 유도한다. 이러한 과정이 과도하게 촉진되면서 병원체에 감염된 숙주의 체내에서 염증성 사이토카인이 빠른 시간에 마치 폭풍이 일어나듯이 증가하는 현상을 '사이토카인 폭풍'이라고 부른다.

사이토카인 폭풍은 면역 과정에 이상이 생겨 사이토카인이 과다하게 발현하면 퇴치 대상인 항원을 넘어서서 인체의 정상적인 기능까지 손상을 초래해 생명을 위협한다. 사이토카인 폭풍은 5개 등급으로 나누고 있다. 사이토카인 폭풍 1급은 미약한 반응으로 해열제 처치로 해결이 가능하다. 사이토카인 폭풍 2급은 24시간 이내의 약한 반응이며, 사이토카인 폭풍 3급은 장기적 반응으로 증상 개선 후에도 재발할 수 있어 신부전이나 폐 침윤을 초래하기도 한다. 사이토카인 폭풍 4급은 생명에 위협이 되며 승압제나 인공호흡기가 필요한 상태다. 사이토카인 폭풍 5급은 다발성 장기부전을 일으켜 사망에 이르게 할 정도의 심각한 상태다.

생체가 건강하여 원활한 면역체계를 가진 경우, 체내에서 발생하는 과도한 염증반응은 항염증성 사이토카인을 분비하여 항상성을 유지하고 염증반응을 통제할 수 있다. 그러나 병원체에 감염된 개체의 면역체계가 원활하지 못한 경우, 염증성 사이토카인의 과다 분비에 의해 염증반응 통제가 불가능해진다. 염증성 사이토카인은 종류가 많으며 발열, 발적, 부종, 통증 같은 일련의 염증반응을 일으킨다. 원래 염증반응은 몸을 지키기 위한 면역반응인데, 체내에서 조절이 되지 않아 사이토카인 폭풍이 일어나는 경우 다량의 염증성 사이토카인이 시상하부를 자극해 42℃에 이르는 고열을 일으킨다. 곧이어 심부의 온도가 증가하면서 체내의 중요 단백질들이 변성되어 심각한 상황에 이른다.

따라서 사이토카인이 유도한 발열 현상은 병원체의 번식과 활동을 억제하는 데 도움이 되지만, 조절되지 않은 과도한 발열은 고열, 오한, 구토, 설사, 두통, 저혈압, 의식 상실 등을 동반하며 치명적일 수 있다. 이 단계에서 면역계가 승리하면 사이토카인 폭풍이 잦아들고 체온이 정상화되지만, 사이토카인 폭풍의 여파는 신체를 다른 합병증에 취약하게 만든다. 면역계가 패배하면 더욱 거센 사이토카인 폭풍이 일어나서 고열로 사망하거나, 과도하게 분비된 염증성 사이토카인들이 혈전을 생성하여 혈관 내부에 축적되고 말초 조직부터 혈액순환이 되지 않아 산소공급이 차단되며 조직이 검게 썩는 괴사가 일어난다. 악화되면 여러 조직에서 다발성 장기부전에 이른다. 이처럼 사이토카인 폭풍은 면역반응이 과다하게 일어나서 발생한 결과이며, 늙은 사람보다 젊은 사람들에게서 발생 빈도가 높다. 이러한 사이토카인 폭풍을 일으키는 대표적인 바이러스로 스페인 독감, H5N1 조류독감, 돼지독감, 에볼라, 사스, 그리고 최근의 코로나19 등이 있다. 코로나19는 TNF, IL-1 및 인터페론이 사이토카인 폭풍의 주요한 원인으로 거론되고 있다.

3장

백신, 게임체인저가 되다

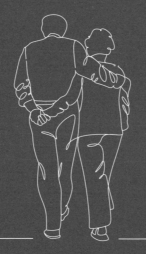

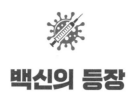

백신의 등장

백신접종은 외부에서 침입한 바이러스나 세균 같은 병원체의 감염을 막는 가장 효율적인 방법으로 매년 수많은 사람들의 생명을 살리고 있다. 백신과 치료제의 목적이 동일한 것으로 오해하는 사람들이 있지만, 치료제는 아픈 사람에게 투여하여 병을 치료하는 것이 목적이고 백신은 건강한 사람에게 주입하여 특정 병원체에 대한 보호막을 형성해 감염을 막는 예방 차원으로 사용된다.

인공적으로 면역능력을 갖추기 위해 백신을 처음 과학적으로 정립한 사람은 19세기 생물학자 루이 파스퇴르Louis Pasteur다. 1880년 무렵 파스퇴르는 우연히 실험실에 며칠 방치한 닭 콜레라균을 닭에 주사했더니 병을 일으키지 않았고, 이 닭들은 활성이 강한 균을 감염시켜도 죽지 않는다는 것을 관찰했다. 파스퇴르는 이 원리를 다른 가축에도 적용해서 성공했고, 이러한 성과는 면역학과 백신이 학문으로 정립되는 데 결정적인 계기가 되었다.

파스퇴르는 미생물에 대한 지식을 바탕으로 백신의 과학적 원리를 밝힘으로써 1885년 광견병 백신을 개발했고 이어서 인플루엔자, 독감, 콜레라 등 다른 백신도 차례로 개발했다. 이후 국가 간에 경쟁적으로 개발이 추진되어 다양한 백신들이 제조되었다. 1888년 장티푸스, 1895년 페스트, 1921년 결핵, 1931년 백일해, 1932년 황열병에 대한 백신이 차례로 개발되었다. 제2차 세계대전 발발 후 전 세계를 휩쓴 소아마비는 미국에서만 1952년에 5만 8천여 명의 환자가 발생할 정도로 창궐했다. 39세에 소아마비에 걸린 미국의 프랭클린 루스벨트 대통령이 재단을 설립하고 백신 개발을 적극 지원했다. 마침내 1952년 미국의 조너스 소크Jonas Salk가 백신 개발에 성공했다. 그는 특허 신청으로 큰돈을 벌 수도 있었지만 백신 제조법을 무료로 공개하여 칭송을 받았다. 소크 박사의 박애 정신은 그의 유명한 말로 집약된다. "당신 같으면 햇볕을 가지고 특허 신청을 하겠습니까?"

백신의 원조는 천연두의 폐해를 이기기 위한 인간 노력의 결실이다. 에드워드 제너Edward Jenner가 라틴어로 암소를 뜻하는 '바카Vacca'에서 차용했으며, 파스퇴르가 '백신vaccine'이라고 명명했다. 우두법이 개발되기 이전부터 인두법人痘法, variolation이 인도, 중국 등에서 사용되었다. 인두법이란 천연두 환자의 고름이나 딱지를 말리는 식으로 약독화하여 감염이 되지 않은 사람의 팔에 상처를 내접종하는 방법이다. 환자의 고름에 접촉한 비감염자는 가벼운 증세를 보이지만 천연두에 면역이 생기는 현상을 경험적으로 발견한 것이다. 과학적 메커니즘을 알 리가 없었지만 인두접종은 18세기 초 유럽에 도입됐다.

우리나라에서는 정약용이 1800년에 《마과회통麻科會通》에서 천연두 환자의 고름을 이용한 인두법에 대해 기록했다. 당시 곡산부사로 제수되었던 정약용은 어린 시절 홍역을 앓았는데, 영조 연간에 이헌길李獻吉의 《마진기방麻疹奇方》 덕분에 치료할 수 있었기에 홍역에 걸려 목숨을 잃는 어린아이들을 살리려는 마음으로 인두법에 대해 저술했다. 하지만 인두법 시술은 아예 받지 않는 것보다 낫지만 자체 치사율이 대략 1~2% 정도 되었기에 여전히 위험성이 남아 있었다.

영국의 제너는 소의 젖을 짜는 사람들이 천연두와 근친관계이지만 증세가 약한 우두를 앓으면 천연두에 면역력이 생긴다는 것을 알고 인두를 대신하여 우두 고름을 접종하게 되었다. 제너는 9세 때 우두를 앓았다는 존 필립이라는 62세 노인이 자원하자 천연두 병균을 접종했다. 접종 부위에 약간의 발진이 발생했지만 5일 후 완전 회복되어, 한번 우두에 걸리면 50년이 지나도 천연두에 걸리지 않는다는 사실이 입증되었다. 제너는 1796년 우두농을 8세의 소년 제임스 핍스James Phipps의 팔에 접종하고 6주 후 천연두농을 접종했지만 천연두에 걸리지 않았다. 여러 번의 확인을 거친 후 제너는 1798년에 우두를 사용한 종두법을 〈우두로 알려진 바리올라 백시나에 대한 분석 연구Inquiry into the Variolae Vaccinae Known as the Cow Pox〉라는 논문으로 발표하여 우두법牛痘法, vaccination을 세상에 알렸다.

우리나라의 우두법은 구한말 지석영에 의해 도입됐다. 지석영은 1876년 박영선이 일본에서 가져온 《종두귀감種痘龜鑑》을 읽고서 두창 예방을 위한 서양의학의 방법을 배우기 위해 부산의 일본 해군 제생의원에서 종두법을 익히고, 우두의 원료를 구해 와 종두법을 시행했다. 그는 제2차 수신사의 일원으로 1880년 직접 일본에 건너가 우두 제조법을 배웠고, 그해 10월부터 서울에 종두장을 차리고 종두접종을 시작했다. 개화파의 지원을 받아 전주와 공주에 우두국을 설치했고, 1894년 이후 신설된 위생국에서 전국적인 종두 사업을 관장했다. 이러한 지석영의 노력으로 1895년 조선 정부는 신생아가 태어난 지 70일부터 만 1년 사이에 의무적으로 종두접종을 하도록 하는 〈종두규칙〉을 반포했다.

백신의 원리

백신의 주성분은 독성이 없는 병원체 전체 또는 일부로 구성되는데 이를 항원이라고 한다. 백신의 주성분인 항원을 외부 물질로 인식하여 선천면역에 관여하는 세포와 후천면역에 관여하는 세포들 간의 상호작용을 통해 면역이 이루어진다. 백신을 인체 내로 주입하게 되면 선천면역 시스템에 관여하는 수지상세포 또는 대식세포가 백신을 외부 물질로 인식하고 항원을 세포 내에서 분해한다. 항원의 일부 조각인 항원결정기epitope들이 주조직적합복합체MHC 단백질에 결합하여 세포표면에 제시된다.

MHC는 1형과 2형으로 구분한다. 1형 MHC는 거의 모든 세포에 존재하는 반면, 2형 MHC는 수지상세포, 대식세포, B세포 등 특정 세포에만 존재하며 이들을 항원제시세포라 부른다. 항원제시세포 내에서 항원 조각이 1형 MHC와 결합해 세포표면에 제시되면 세포독성 T세포(CD8 T세포)의 수용체와 결합하고 보조 T세포(CD4 T세포)의 도움으로 세포독성 T세포를 활성화시켜 감염된 세포를 찾아 죽이는 역할을 한다. 감염된 세포는 1형 MHC를 통해 병원체의 조각 성분을 세포표면에 제시하고, 세포독성 T세포가 인식해서 감염 여부를 판단한다.

항원제시세포 표면에 2형 MHC를 통해 항원 조각이 제시되면, 보조 T세포가 인지하고 활성화된다. 보조 T세포는 감염된 세포를 직접 죽이지는 못하지만, 2형 MHC에 항원 조각을 제시하고 B세포를 찾아 활성화한다. B세포는 항원에 선택적인 항체를 생산하고, 항체는 병원체에 결합하여 감염을 막거나, 감염 세포에서 발현되는 병원체 단백질을 인식하고 자연살해세포의 공격을 유도해 병원체를 제거한다.

체내에 침입한 병원체나 항원이 제거된 이후에는 지속적인 면역반응이 자가면역질환을 유발할 수 있기에 조절 T세포가 사이토카인 분비를 통해 과도한 면역반응을 조절한다. 활성화 T세포와 B세포는 대부분 스스로 소멸되고, 일부 세포들은 면역기억세포로 수년에서 수십 년 동안 체내에 남는다. 백신의 목표는 기억세포를 체내에 만들어 미래에 침입할 수 있는 병원체에 대해 선제적으로 방어체계를 갖추는 것이다.

인체 내 면역반응은 시기적으로는 1차와 2차 반응으로 구분할 수 있다. 1차 면역반응에 비해 2차 면역반응은 상대적으로 빠르고 강하게 반응하여 병원체를 제거한다. 1차 면역반응은 새로운 항원이 인체 내로 주입되어 항체 및 기억세포를 생성하는 과정이다. 1차 면역반응에서는 미감작 B세포naïve B cell가 T세포의 도움을 받아 활성화되고, 신종 항원에 대한 선택적 항체를 생성하기 위해 일반적으로 2주 정도의 시간이 필요하다. 따라서 백신접종 후, 인체 내에 항체가 충분하게 생성될 때까지 병원체 감염을 조심해야 한다.

백신에 의한 1차 면역반응을 통해 생성된 기억세포는 병원체가 침입하면 학습효과를 통해 강하고 빠르게 2차 면역반응을 유도하여 병원체 감염을 효과적으로 방어할 수 있다. 기억세포는 동일한 병원체에 대해서만 반응하기 때문에, 신종 병원체에 노출되면 새로운 1차 면역반응이 일어나야 한다. 신종 병원체가 등장할 때마다 그에 상응하는 백신을 준비해 따로 접종해야 한다. 백신접종은 종류에 따라 한 번 혹은 여러 번 접종해야 하는 경우가 있는데, 1차 접종이 충분한 면역반응을 유도하지 못하면 2차 부스터booster 접종을 통해 강한 면역반응을 유도한다. 면역반응 유도가 낮은 경우에는 3차, 4차 부스터 접종을 권장하기도 한다.

백신의 효과

백신은 특정 항원에 대한 면역반응을 유도하지만 모든 유형의 백신이 동일한 면역반응을 유도하는 것은 아니다. 접종 당사자, 백신의 종류, 접종 경로, 면역증강제의 사용 여부에 따라 면역반응이 다르게 유도된다. 동일한 표적의 항원을 사용하지만, 항원의 전달 방법에 따라 면역반응은 차이가 있다. 생백신, DNA 백신, RNA 백신, 바이러스벡터 백신 등은 체액성 및 세포성 면역반응을 유도하지만, 아단위 재조합단백질 백신은 일반적으로 세포성 면역반응을 유도하기 어려우며 체액성 면역을 유도한다. 재조합단백질 백신은 안전성이 높은 것으로 알려져 면역증강제 사용을 통해 백신의 효능을 증가시키는 방안들이 개발되고 있다.

백신은 접종 경로에 따라 면역반응의 유도 정도가 다르기 때문에 병원체의 침입 경로에 따라 적절한 면역반응을 생성하기 위한 접종 경로 개발도 중요한 사항이다. 충분한 면역반응을 유도하고 부작용이나 이상반응을 줄이기 위해서는 규정된 접종 방법에 따라 정확하게 접종해야 한다. 기존 백신들의 접종 경로는 대부분 주사기를 이용한 근육, 피하, 피내 주입 방법이 이용되었다. 그러나 임상적으로 백신을 자연감염과 동일한 경로로 접종하는 것이 예방 효과가 큰 것으로 보고되고 있다. 기존의 주사 백신은 전신 면역만 유도할 수 있지만, 경구 혹은 비강 등의 점막으로 투여하는 점막 백신은 투여도 쉽고 전신 면역뿐 아니라 점막에서 IgA를 유도하여 방어 효능이 증가된다는 보고가 있다. 현재 점막 백신으로는 경구 백신인 폴리오 백신, 로타바이러스 백신, 콜레라 백신과 비강 백신으로 독감 백신 등이 사용되고 있다. 점막 백신은 많은 장점에도 불구하고, 점막 내 다양한 분해효소가 있고 면역관용이 발달되어 면역반응에 영향을 주기 때문에 면역증강제를 사용해 보완할 필요가 있다.

백신을 접종하게 되면 B세포와 T세포가 활성화되어 체액성 면역반응과 세포성 면역반응을 모두 유도한다. 백신접종은 체액성 면역반응으로 생성된 항체를 통해 병원체를 제거하고 세포성 면역반응까지 유도하는 것이 목적이다. 백신접종을 통해 생성되는 기억세포는 백신 종류에 따라 그 지속 기간이 다르다. 홍역, 결핵처럼 한 번 접종으로 20년 이상 효과가 유지되는 백신이 있는가 하면, 독감 백신은 매년 새로운 접종이 요구된다. 백신의 종류에 따라 추가 접종을 필요로 하는 시기와 횟수가 다르며, 백신접종 후 병원체를 효과적으로 방어할 수 있는 유효기간도 각각 다르다. 백신의 효과가 백신마다 다른 이유는 과학적으로 명확하게 밝혀져 있지 않지만, 개인의 면역반응 정도에 따라 백신 효능이 크게 달라질 수 있다. 건강한 성인과 비교하여 면역 시스템이 충분히 발달하지 않은 영유아, 면역기능이 떨어지는 노년층 및 만성질환자, 면역결핍증 환자 들은 백신 효과가 떨어진다. 따라서 건강한 성인에 비해 이들에게 요구되는 추가 접종 횟수도 백신 종류에 따라 달라질 수 있다.

백신의 효과에도 한계는 있다. 조제 공정에서 생백신의 독성 완화 실패, 접종정책의 불안정, 또는 피접종자의 유전적 문제, 면역능력 부족, 연령, 건강 상태, 영양 상태 등에 의해 면역반응이 온전하게 이뤄지지 못하면 백신 효과는 제한된다. 일반 대중의 백신에 대한 오해 중 하나는 백신을 '예방제'가 아니라 '치료제'로 착각하는 것이다. 이미 병에 걸린 상태에서는 백신을 맞는다고 낫지 않는다. 약화시켰거나 무력화된 항원의 정보를 투여하여 면역계가 인식하도록 하는 것이 백신이므로, 오히려 일부 백신은 병이 악화될 가능성도 있다는 점에 유의해야 한다.

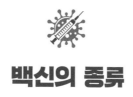

백신의 종류

백신은 제조 방법에 따라 1세대 백신, 2세대 백신, 3세대 백신과 차세대 백신으로 구분된다. 1세대 백신이란 병원체 전체를 원료로 해서 제조하는 방법으로 사백신Killed Vaccine과 생백신이 있다. 2세대 백신은 생백신의 문제점을 해결하기 위해 개발된 방법으로 아단위 백신이 대표적이다. 아단위 백신은 특정 단백질 항원 또는 재조합단백질 성분을 포함하고 있다. 3세대 백신은 병원체의 항원 성분인 특정 단백질의 DNA나 RNA를 활용한 유전자재조합 백신이다. 차세대 백신은 현재 개발 중인 미래형 범용 백신이다.

1세대 백신

1세대 백신이란 병원체 전체를 원료로 제조하는 백신이며, 독성을 약화시킨 병원체가 살아 있는 상태로 투여되는 생백신과 죽은 상태로 투여되는 사백신으로 나뉜다. 사백신은 병원체 전체를 사용하는 것과 일부를 분획하여 사용하는 것으로 나뉘고, 분획할 경우 기반 물질에 따라 단백질 기반과 다당류 기반으로 나뉜다. 일반적인 대부분의 백신은 병원체 전체를 사용하는 1세대 백신이다.

불활화 사백신

사백신은 병원균을 물리화학적으로 사멸시켜 제조한 불활화 전세포 백신inactivated whole-cell vaccines으로 약독화 생백신보다 백신의 효능은 감소할 수 있지만 안전성이 우수하다. 박테리아나 바이러스를 대량 배양하고 분리하여 포르말린, 베타프로피오락톤Beta-propiolactone 등을 이용해 감염성을 없애거나 열처리하여 병원균을 사멸시키고 제조한다. 대량생산이 가능하고 다른 백신 제조법에 비해 생산비용이 저렴한 장점이 있다. 하지만 질병의 위험도가 높은 병원균(코로나바이러스, 결핵균, 에볼라바이러스 등)은 대량 배양하고 사멸시킬 수 있는 특수 시설(생물 안전도 3등급 이상)이 필요해 오히려 더 큰 비용이 들 수도 있다.

이처럼 물리화학적 방법으로 박테리아나 바이러스를 사멸시킬 때 백신의 주요 항원으로 작용하는 특정 구성 성분(단백질, 다당류)에 변성을 일으켜 항원이 약화될 수 있으므로, 최근에는 방사선을 이용하여 병원균은 죽이지만 항원의 변성을 최소화해 백신의 효능을 높이려는 연구들이 진행되고 있다. 일반적으로 생백신에 비해 한 번의 접종으로 충분한 면역반응을 일으키지 못하기 때문에 부스터 접종이 필요하거나 면역증강제를 함께 사용해야 할 수도 있다. 대표적인 예로는 백일해 백신, 소아마비 소크 백신Salk Vaccine, 경구용 콜레라 백신, A형 간염 백신 등이 있다.

약독화 생백신

약독화 생백신Attenuated Vaccine은 병원체를 죽이지 않고 독성을 약화시켜 제조한 백신이다. 생백신은 대부분 바이러스를 대상으로 하지만 장티푸스균과 같은 박테리아도 있다. 결핵균 생백신은 전염성이 있는 균주가 아니라 독성이 약화된 균주를 사용하여 BCGBacillus Calmette Guerin 백신이라고 부른다. 페스트 백신도 생백신으로 페스트 균주Yersinia pestis EV를 사용한다.

생백신은 살아 있는 병원균에서 독성 부분을 제거하거나 약독화하여 제조하기 때문에 실제 병원균에 감염되었을 때와 유사하게 충분한 면역반응과 기억세포반응을 유도하는 장점이 있지만, 아주 드물게 약독화된 병원균이 돌연변이 야생형으로 변형되어 병원성을 다시 가질 수 있다는 단점이 있다. 또한 면역에 문제가 있는 사람들(면역결핍 에이즈 환자, 면역억제제 투여 환자 등)에게서 드물지만 비정상적인 방법으로 약독화균의 증식이 일어날 가능성이 있다. 백신을 제조할 때 오염되는 경우에도 다른 바이러스에 의해 감염이 일어날 수 있어 안전성 측면에서 사백신보다 위험하다. 따라서 임산부에게는 생백신 접종을 하지 않는다.

이러한 백신의 예로는 홍역 백신, 유행성이하선염 백신, 풍진 백신, 로타바이러스 백신, 경구용 소아마비 백신, 결핵 BCG 백신, 약독화 독감 백신, 황열병 백신, 일본뇌염 백신, 경구용 장티푸스 백신, 대상포진 백신 등이 있다.

2세대 백신

2세대 백신은 생백신의 문제점을 해결하기 위해 개발된 방법으로 병원체의 일부 분획만 사용하는 아단위 백신Subunit Vaccine이 대표적이다. 아단위 백신은 특정 난백질 항원이니 제조합단백질 성분, 또는 다당류를 포함하고 있다. 2세대 백신은 항체반응은 촉발하지만 T세포 반응은 일으키지 않는다.

톡소이드 백신

톡소이드 백신Toxoid Vaccine은 병원체가 아닌 질병을 일으키는 독성물질을 비활성화시켜 만든 백신으로 파상풍과 디프테리아 백신이 대표적이며 일반적으로 효율성이 높다.

이종 백신

표적 병원체와 유사한 다른 동물의 병원체를 이용한 백신으로 제너가 개발한 천연두 백신이 인두를 사용하지 않고 우두를 이용해 만든 대표적인 이종 백신Heterotypic Vaccine이다. 사실상 백신의 시초로서 일종의 생백신으로 분류하기도 한다. 결핵 백신인 BCG 백신을 소결핵균Mycobacterium Bovis을 사용해 제조한 경우도 마찬가지다.

아단위 백신

아단위 백신은 병원균의 항원 부분만 백신에 이용하는 측면에서 불활화 전세포 백신과 다르다. 백신의 항원인 아단위 입자들은 면역체계를 활성화시키지만 비감염성이기 때문에 안전성이 매우 높다. 초창기 아단위 백신은 혈액에서 추출한 입자를 써서 안전성 문제가 제기되기도 했지만 정제법이 발전하며 개선되었다. 그러나 모든 병원체가 항원결정기 조각을 만들지 않기 때문에 병원체를 파쇄해서 사용하기도 한다. 백신접종에 의한 즉각적인 면역반응을 일으킬 수 있지만 향후 재감염에 대응하기 위한 효과적인 면역기억 반응이 형성되지 않을 수도 있다. 일반적으로 약독화 생백신보다 약한 면역반응이 유도되므로 면역증강제를 함께 사용하기도 하지만, 살아 있는 병원균을 포함하지 않기에 생백신보다 안전하다. 아단위 백신은 제조 방법에 따라 크게 다음의 세 가지로 나뉜다.

단백질 기반 백신

병원균이 인체를 감염시킬 때 숙주세포와 가장 먼저 접촉하는 바이러스나 박테리아의 외피 단백질 혹은 독성을 일으키는 독소 등이 백신 개발의 주 타깃이다. 병원균을 대량 배양하여 파쇄한 뒤 특정 항원으로 이용될 단백질만 순수하게 분리·정제하여 사용한다. 박테리아에서 직접 단백질을 분리하기도 하지만 최근에는 유전 공학 기법이 발전함에 따라 미생물(대장균, 효모)에 표적 유전자를 삽입하여 재조합단백질을 생산한다.

인체에서 단백질이 만들어지는 과정을 거쳐야 하는 바이러스는 단백질 생합성 후 수식 과정이 필요하기 때문에 동물 세포나 곤충 세포에서 생산하기도 한다. 최근에는 식물 세포를 이용해 생산하려는 연구가 활발히 진행되고 있다. 일부 박테리아에서 생산하는 독소를 이용한 백신은 독소를 분리·정제한 후 화학적인 방법으로 독성을 제거하거나 유전학적 방법으로 독성이 없는 독소를 생성하도록 조작하여 생산한다.

단점으로는 정제된 단백질이 열이나 화학물질에 노출되면 변성이 일어날 수 있어 원래 병원균이 가진 항원과 구조가 달라져 백신 접종으로 형성된 항체가 실제 병원균에 감염되었을 때, 항원-항체 결합이 잘 이루어지지 않고 반복 접종이나 면역증강제가 필요할 수도 있다. 장점으로는 안전하고 대체로 면역 기간이 오래 지속될 수 있다. 이러한 백신의 예로는 B형 간염 백신, 디프테리아 톡소이드 백신, 파상풍 톡소이드 백신, 백일해 무세포 백신, 노바백스의 코로나 백신 등이 있다.

복합당 백신

일부 박테리아는 다양한 외피복합당capsular polysaccharide을 발현시켜 인체 면역체계의 공격을 회피하기도 한다. 다당류 백신은 분리·정제가 비교적 용이하고 생산비용이 저렴한 장점이 있지만, 일반적으로 백신접종에 의한 면역반응이 약하거나 일시적인 항체반응을 유도해 예방 효과가 오래 지속되기 어렵다. 또한 영유아에서는 면역반응이 유도되지 않는 경우가 많다. 다당류 백신으로는 폐렴구균 백신, 수막구균 백신 등이 있다. 영유아에서 약한 면역반응과 다당이 T세포 매개 면역반응을 유도하지 못하는 복합당 백신의 단점을 극복하기 위해 단백질을 다당과 결합시킨 복합당 접합 polysaccharide conjugate 백신이 개발되었다.

일반적으로 면역반응을 잘 유도하는 단백질 접합 운반체인 디프테리아 톡소이드, 파상풍 톡소이드, CRM197, 슈도모나스 에루기노자의 엑소 단백 A를 이용하여 외피 다당의 면역반응을 증대시키고 단백질을 통한 T세포 매개 면역반응을 유도하기도 한다. 복합당 접합 백신은 영유아에서 면역반응이 잘 유도되고, 다당류 백신보다 장기간 예방 효과가 있다. 복합당 접합 백신으로는 여러 종의 수막구균Meningococcal C, A, ACWY 백신, 폐렴구균 접합 Pneumococcal conjugate 백신, 헤모필루스 인플루엔자 b형Haemophilus influenzae type b 백신이 있다.

바이러스유사입자 백신

바이러스 구조 단백질의 외피 혹은 캡시드 단백질을 재조합 숙주 시스템을 이용해 발현시킨 바이러스와 비슷한 입자 내에 수십, 수백 개의 바이러스 항원을 배열하여 만든 실제 바이러스유사입자 Virus-Like Particle, VLP 구조를 백신으로 이용한다. VLP의 구조에 따라 미생물이나 효모를 이용하여 실험실 내 생산이 가능하다. 바이러스의 핵산이 없기 때문에 감염성과 증식 능력이 없어 생백신보다 안전성 측면에서 우수하다. 상당히 많은 바이러스 구조 단백질 항원의 노출로 일반적인 재조합단백질 백신보다 훨씬 강력한 면역반응을 유도할 수 있어 별도의 면역증강제가 필요 없다. 또한 전통적인 방법의 백신보다 빠르게 생산할 수 있으며, 돌연변이가 자주 발생하는 바이러스에 대해서도 빠른 생산이 가능하다. 그 예로, 독감 백신은 새로운 변이에 대해 9개월 정도 소요되지만, VLP 백신은 3~12주 만에 생산이 가능하다. 이러한 백신으로는 B형 간염 백신, 자궁경부암 백신, E형 간염 백신 등이 있다.

3세대 백신

3세대 백신은 병원체의 DNA나 RNA를 활용한 유전자 설계도 백신이다. 백신의 기본 원리는 가공 또는 변형한 병원체의 전부 혹은 일부를 주입하는 것인데, 이러한 패러다임을 바꿀 새로운 아이디어가 제시됐다. 항원 대신 항원을 만들 수 있는 유전자 설계도를 넣어주면 유사한 반응을 유도할 것이라는 발상의 전환이다. 코로나19 백신의 경우, 사스코로나바이러스-2 항원 정보가 담긴 설계도 유전물질인 DNA나 RNA를 이용하여 백신을 만드는 데 성공했다. 그동안 이런 방식의 설계도를 이용해 백신을 개발하고 상용화에 성공한 적이 없었다. 코로나19 사태를 계기로 연구 단계에 머물러 있던 유전자 설계도 백신이 인류에게 그 모습을 드러냈다. 그중 mRNA 백신 개발의 성공은 미래 백신 분야는 물론 각종 질환에서 유전자를 활용하여 예방과 치료제를 개발하는 획기적인 전환점을 이룰 것이다.

재조합 DNA 백신

아단위 백신은 장점이 많지만 치명적인 단점도 존재한다. 예를 들면, 위험한 에볼라바이러스에 대한 백신을 만드는 경우 파쇄의 안전성을 보장하기 어렵다. 감염성이 너무나 강하기 때문에 극소수의 병원체로도 감염이 가능하기 때문이다. 이런 경우 병원체 DNA가 지닌 항원결정기의 정보를 이용해 그 부분만 따로 생산할 수 있다. 이러한 과정에서 유전자재조합 기술이 사용되기 때문에 재조합 백신이란 명칭이 붙었다. 문제점이 여전히 존재하는 아단위 백신과는 다르게 병원체를 유전자 단위로 나누어 필요한 부분만 생산하는 재조합백신이 좀 더 안전하다. 또한 DNA 백신은 세포 내에서 오래 유지되며 생산이 쉽고 저장도 편리하다는 장점이 있다.

1983년 엔조 파올레티Enzo Paoletti와 데니스 파니칼리Dennis Panicali가 정상적인 천연두 백신을 활용하여 유전자재조합 방법으로 우두바이러스의 DNA를 다른 바이러스의 유전자로 대체하여 최초의 DNA 백신(단순헤르페스바이러스, B형 간염, 인플루엔자)을 제조했다. 백신 항원으로 작용하는 유전자와 유전자 발현을 도와주는 포유동물 프로모터를 플라스미드 형태로 인체에 주입한다. 유전자 주입 시 핵까지 도달하도록 하여 전사transcription와 번역translation을 유도한다. 이러한 항원은 항원제시세포의 MHC2와 CD4+ T세포를 통해 항체반응을 유도하고, 세포 내에서 발현된 항원은 CD8+ T세포를 활성화시켜 다양한 사이토카인을 분비하며 세포성 반응을 유도한다.

또한 하나의 플라스미드에 여러 개의 항원을 탑재할 수 있고 빠른 대량생산이 가능하며, 생산단가가 낮고 안정성이 높아 보관이 용이하다. 플라스미드 DNA 중 CpG 염기서열은 선천성 면역을 활성화시킬 수 있기 때문에 백신의 항원반응을 증대하는 면역증강제의 역할도 할 수 있다. 하지만 임상에서 충분한 면역반응을 일으키지 못하는 경우가 있어서 백신 항원의 효율적인 전달 방법으로 전기천공법electrophoresis, 면역증강제, 유전자 코드의 최적화, 프라임·부스팅prime/boosting 등의 전략을 이용해 백신 개발을 진행하고 있다. 현재 개발된 백신으로는 미국 이노비오Inovio사의 코로나19 백신과 메르스Middle East Respiratory Syndrome, MERS 백신이 임상시험을 진행하고 있다.

바이러스벡터 백신

바이러스벡터 백신은 비병원성 바이러스에 병원성 바이러스의 외피 항원(인체 무해 항원)이 탑재되도록 유전공학 기법을 이용해 인위적으로 제조한 재조합 바이러스를 이용한 것이다. 바이러스벡터는 인체 내에서 증식이 가능한 것과 그렇지 않은 것 모두 사용된다. 백신접종으로 인체 세포로 들어간 바이러스 백신은 세포 내에서 표적 질병의 항원이 노출되어 인체 면역세포에 자극을 주고 항체를 생산하며, 세포 매개 면역기억반응을 유도하여 재감염을 방어하게 된다. 인체 내에서 항원을 만들어내기 때문에 강력한 항체반응과 세포 매개 면역반응을 유도할 수 있어 한 번 접종으로도 충분한 예방 효과를 얻는 장점이 있다.

바이러스벡터는 백신 외에도 유전자 치료, 암 치료, 분자생물학 연구 등 다양한 분야에서 수십 년간 연구가 진행되어 왔다. 현재 뎅기dengue 백신, 수포성구내염바이러스를 기반으로 한 에볼라 백신이 있고, 침팬지 아데노바이러스Chimpanzee Adeno 5를 기반으로 한 아스트라제네카 백신, 인체 아데노바이러스Adeno 26, Adeno 5를 기반으로 한 스푸트니크V 백신과 존슨앤드존슨 백신 등 다양한 코로나19 백신도 개발되었다.

박테리아벡터 백신

아직 상용화된 백신은 없지만 활발히 연구되고 있는 백신 개발 플랫폼 중 하나다. 비병원성 박테리아에 병원성 바이러스, 박테리아, 기생충 등의 항원을 유전공학적으로 삽입하여 인위적으로 재조합 박테리아를 백신으로 이용한다. 그람음성균의 지질 다당류 lipopolysaccharide나 그람양성균의 리포테이코산lipoteichoic acid은 백신의 면역반응을 유도하는 선천면역과 후천적 면역반응에 효과적인 물질이기 때문에 박테리아벡터는 항원을 전달하는 벡터로서 장점이 있다.

또한 비교적 생산비용이 낮고 대량생산에 적합하다. 박테리아 벡터 중 약독화된 리스테리아균Listeria Monocytogenes, 약독화 장티푸스균Salmonella Typhi Ty21a을 이용한 백신들의 임상시험이 진행 중이고, 바실러스 서브틸러스Bacillus Subtilus, 유산균 락토바실러스 Lactobacillus Casei, Lactobacillus Lacti 등을 이용한 백신들에 대한 비임상 연구가 진행되고 있다.

혁신적 mRNA 백신

mRNA를 생체에 직접 주입하여 해당 단백질 생성을 유도할 수 있다는 것은 이미 1990년에 확인되었다. 그러나 mRNA의 불안전성, mRNA에 대한 생체의 선천면역, 그리고 생체 투여의 비효율성으로 인해 직접 인체에 활용하는 치료제나 백신을 개발하는 것은 현실적이지 못했다. 하지만 수십 년간의 노력으로 mRNA를 안정화하고, 안전하고 용이하게 생체 내 전달이 가능한 운반 시스템(지질나노입자Lipid Nanoparticles, LNPs)을 만듦으로써 백신 개발이 가능해졌다.

이러한 개발 과정에서 절대적인 기여를 한 과학자가 카탈린 카리코Katalin Kariko다. 그녀는 헝가리 세게드대학에서 박사학위를 받고, 미국으로 건너와 템플대학, 펜실베이니아대학에서 연구원 생활을 했지만 엄청난 푸대접을 받았다. 왜냐하면 카리코가 40년 이상 몰두하고 있던 mRNA를 활용한 약제 개발은 거의 현실성이 없는 것으로 여겨졌기 때문이다. mRNA는 인체 투입 시 알레르기성 면역 반응을 야기할 뿐 아니라 안정성이 극히 낮고 반감기도 너무 짧았기 때문이다. 그러나 그녀는 결국 이 모든 문제를 해결했고, 코로나19 팬데믹 사태에서 인류에게 큰 희망을 준 mRNA 백신을 제조·공급할 수 있는 길을 열었다. mRNA 제제의 활용성은 생명과학 전 분야로 확대되었고, 수많은 불치의 유전성 질환과 암을 치료하는 데 크게 기여할 것으로 기대되고 있다.

mRNA 백신은 증식하지 않는non-replicating mRNA와 바이러스에서 기인한 자가증식self-replicating mRNA 방법으로 개발되고 있다. 전자가 모더나사의 백신이며, 후자가 화이자사의 백신이다. 전통적인 mRNA 백신은 표적 항원의 RNA 정보와 5'과 3' 말단의 번역이 안 되는 부위UTRs를 가지고 있으며, 자가증식 mRNA는 표적 항원 정보와 함께 세포 내에서 RNA 증식을 유도하고 원활한 단백질 생성을 촉진하는 정보를 함유하고 있다.

또한 mRNA를 안정적으로 유지하고 세포 내에 원활하게 유입되도록 기존 바이러스벡터나 플라스미드를 사용하지 않고 지질나노 입자를 활용한다는 점에서 특이하다. mRNA가 접종을 통해 세포 내로 전달되면 리보솜에 의해 단백질이 생성되고 단백질 발현 후 수식 과정을 통해 백신 항원을 만들게 된다. 단백질 항원은 세포 밖으로 분비되거나 세포막이나 세포 내에 존재하며 백신의 면역반 응이 진행된다. DNA 백신과 마찬가지로 세포 내 및 세포 외로 단 백질이 발현되기 때문에 항체반응과 세포성 면역반응을 잘 유도할 수 있다.

mRNA 백신은 기존 백신에 비해 비감염성이고, 다른 유전자에 삽입되지 않으므로 감염이나 삽입된 유전자의 돌연변이 발생 위험 이 없으며, 일반적으로 인체 내에서 자연스럽게 분해되어 다양한 전달·조절 방법으로 생체 내 조직들에 존재할 수 있다. 나아가 외 부에서 유래한 mRNA는 다양한 세포 수용체들에 인식되어 면역 증강제와 유사한 역할을 하므로 백신의 면역반응을 증대시킨다.

mRNA 백신 제제의 초기 문제는 불안정성이었다. 체내에 투입된 mRNA는 세포 외 RNA 분해 효소에 의해 신속하게 분해되므로 효 율적으로 체내에 들어갈 수가 없다. 따라서 체외 및 체내로 안정적 으로 들어가는 운반체를 개발하고 mRNA 구조를 안정시키는 방 법이 개발되어야 했다. 이러한 문제는 mRNA 제제의 구조적 변형 을 통해 해결됐다. mRNA 제제의 유전 정보를 앞뒤로 보호하고 있 는 5'과 3' 말단의 UTR 구성이 안정성과 효율적 번역을 위해 필수적이다. 특히 mRNA의 합성캡유사체synthetic cap analogue와 캡효소 capping enzyme는 EIF4Eeukaryotic translation initiation factor 4E의 결합을 도와 mRNA 안정화와 단백질 생합성을 증가시키며, poly A 꼬리 구조도 마찬가지로 기능한다. 또한 RNA 운반체가 고도의 효율성과 비독성을 가지도록 발전하고 있다. 염기서열에서 G:C 함량을 높이면 시험관 내 mRNA 안정성과 체내 단백질 생성을 증가시킨다. 아울러 mRNA 제제의 염기서열을 변형하여 합성한 mRNA의 안정성과 효율성이 커지고 있다.

자연 상태에서 화학적으로 변형된 슈도우리딘pseudouridine과 1-메칠슈도우리딘1-methylpseudouridine은 TLR7, TLR8과 다른 내재면역반응계의 패턴인식수용체 활성화를 억제하여 1형 인터페론 시스템의 작동을 억제시킨다. 뉴클레오사이드 변형은 이중사슬 RNAdsRNA의 인지도 감소시킨다. 또한 FPLCFast Protein Liquid Chromatography 또는 HPLCHigh Performance Liquid Chromatography를 사용하여 mRNA 제제에서 오염된 dsRNA를 철저히 제거하면 수지상세포의 항원 생산을 크게 증진시키고, 원하지 않은 내재면역반응을 회피할 수 있다. 따라서 수지상세포에서 가장 효율적인 항원 단백질을 생성하는 mRNA는 FPLC로 순수 정제하고 뉴클레오사이드를 변형한 제제다. 나아가 표적 세포에 번역 유발 인자를 처리하면 면역능력과 단백질 생성 능력을 높일 수 있다.

mRNA 백신은 다양한 염기 수식을 통해 mRNA를 안정적이고 효과적으로 체내에 투여하고 생산능력을 높이도록 운반체를 적절하게 조정할 수 있다. mRNA는 최소한의 유전자벡터이므로 이에 대한 면역성을 피할 수 있고 반복 투여가 가능하다. 생체에 mRNA 제제를 효율적으로 투여하는 일은 치료 및 예방 효과에서 결정적 요인이다. 외부에서 투입된 mRNA는 세포질에서 단백질을 생성하기 위해 지질로 구성된 세포막을 통과해야 한다. mRNA 투입은 세포에 따라 다를 수 있지만 mRNA 제제 복합체의 물리화학적 성상이 중요하다.

mRNA 제제 투여 방식은 mRNA를 수지상세포에 실어 생체 내로 주입하는 방법과, mRNA 제제를 운반체에 실어서 또는 그 자체만을 비경구적으로 혈관이나 근육으로 직접 투입하는 방법이 있다. 수지상세포들은 면역계의 가장 강력한 항원제시세포로서, 세포 내로 들어와 분해된 항원을 MHC class 1과 MHC class 2의 CD8+과 CD4+ T세포와 각각 연계한다. 또한 수지상세포는 온전한 항원을 그대로 B세포에 연계하여 항체를 생성하도록 유도한다. 이처럼 수지상세포는 mRNA의 주입에 효과적이기 때문에 mRNA 백신에서 체내외 반응에 적극적으로 이용되고 있다.

양이온 펩티드 프로타민cationic peptide protamine은 혈액 내에 들어 있는 리보뉴클레아제RNase에 의한 mRNA 분해를 억제한다. 양이온 지질이나 폴리머(dendrimers 포함)도 mRNA 제제에 널리 이용되어 왔다. mRNA 제제 투여 시 널리 이용되는 지질나노입자LNP들은

4가지 구성 성분이 있다. 바이러스 크기(~100nm)의 입자로 자가 조립되고 mRNA의 세포질 방출을 용이하게 하는 이온화 양이온 지질Ionizable Cationic Lipid, 복합체의 반감기를 늘려주는 지질-연계 폴리에틸렌 글리콜Lipid-linked Polyethylene Glycol, PEG, 안정화 인자인 콜레스테롤, 그리고 지질이중막을 지지하는 자연발생 인지질 들로 구성되어 있다. 이에 덧붙여 mRNA-LNP 복합 백신의 생체 내 단백질 생성 규모와 기간을 결정하는 요인은 백신의 투여 경로다. 정맥주사보다 근육이나 피하주사가 효율성이 높다고 알려져 있다.

mRNA 백신은 생산 과정에서 화학약품을 사용할 필요가 없고, 다양한 바이러스 또는 생물학적 요인에 의해 오염될 수 있는 세포배양 시스템이 필요하지 않기 때문에 상대적으로 안전하다. 생백신, 사백신, 바이러스벡터 백신, 아단위 백신 등 다른 백신 생산에서 문제가 되는 위험성을 피할 수 있다. 또한 생산기간이 짧기 때문에 병원체의 오염 기회도 줄어들며, 전염성이 없고 생체 유전자에 삽입될 염려가 없기 때문에 감염이나 돌연변이 위험성이 없다. mRNA는 세포에 내재된 과정에 따라 정상적으로 분해되기 때문에 mRNA 제제의 체내 반감기를 염기 변형과 투여 방법에 따라 임의적으로 조정할 수 있다. 외부에서 전사되어온 mRNA일지라도 정상적인 과정을 통해 분해되기 때문에 대사적 독성 위험도 별로 없다.

mRNA 백신은 체외에서 인위적인 유전적 전사 반응만으로 생산할 수 있기 때문에 경제적으로 신속한 대량생산이 가능하다.

mRNA 약제의 특성은 백신뿐 아니라 세포질이나 세포막의 특정 단백질을 정확한 위치에서 적절하게 작동하도록 치환하는 모든 치료제 개발에도 유용하다. 코로나19 예방을 위해 현재 개발된 mRNA 백신은 모더나 백신(mRNA1273)과 독일 바이오앤테크와 화이자가 공동 개발한 백신(BNT162b1)이 있으며, 이 밖에도 mRNA 백신 제조 방법을 사용하여 에이즈, 지카바이러스, 광견병, 독감 등에 대한 백신 개발 연구가 진행되고 있다

차세대 백신

수지상세포 백신

수지상세포 백신은 수지상세포에 항원을 결합시켜 인체의 백혈구가 이를 인식하여 면역반응을 촉발시키는 새로운 방법이다. 뇌암이나 멜라노마 같은 암 백신으로 시험 단계에 있다.

T세포 수용체 펩티드 백신

리프트밸리열Rift Valley Fever, 구내염stomatitis, 아토피 피부염 등과 같은 질환을 대상으로 펩타이드를 이용하여 사이토카인 생성을

조절하고, 세포 매개 면역능력을 개선하는 방법이다.

패턴인식수용체 자극 백신

획기적인 면역증강제를 활용하는 백신을 개발하기 위한 노력으로 패턴인식수용체를 자극하여 강한 세포성 면역을 유발하는 방안을 강구하고 있다.

역백신

역백신Reverse Vaccinology은 리노 라푸올리Rino Rappuoli가 생물정보학 기법을 활용하여 백신 개발을 개선한 방법이다. 생물정보학 기법으로 병원체의 유전체를 분석하여 항원 가능 부위를 규명하고 세포 외막, 신호 펩타이드, B세포 항원결정기를 나타내는 단백질 유전자를 대상으로 효율적인 백신 표적을 찾은 다음, 그 대상 단백질들을 합성하여 동물 모델을 통해 백신 효과를 스크리닝하는 방법이다.

라푸올리와 크레이그벤터연구소J. Craig Venter Institute가 역백신 방법으로 2000년에 수막염균Serogroup B Meningococcus 백신을 개발한 것이 최초의 사례이며, 이후 연쇄상구균이나 포도상구균에 대한 백신이 개발되고 있다. 이 방법에 의한 수막염 백신Meningococcus B

이 특별한 의미를 갖는 것은 균체의 구조가 특별하여 그동안 적절한 백신을 개발할 수 없었기 때문이다. 이 병원체의 외피 다당체는 인간의 자가항원self-antigen과 같을 뿐만 아니라, 표면 단백질 변이가 심하게 일어나서 백신 개발이 어려웠는데 생물정보학 기법을 동원하여 기능적 백신을 설계하게 되었다.

코로나19 백신

현재 개발된 코로나19 유전자 설계도 백신은 바이러스 표면의 스파이크단백질을 암호화하는 RNA와 DNA 절편을 활용하여 조제한 형태다. 생백신, 사백신, 혹은 단백질 백신과 달리 RNA/DNA를 기반으로 한 새로운 형태의 설계도 백신은 기존 개발 플랫폼은 그대로 이용하면서 돌연변이에 대응하여 맞춤형으로 염기서열만 바꾸면 되기에 새로운 변이에 대한 업데이트가 쉽다.

스파이크단백질은 1,273개의 아미노산 서열로 이루어진 거대 단백질이다. 항체는 항원의 3차 구조 일부분을 특이적으로 인식해서 만들어진다. 항체가 결합하는 항원의 특정 단편을 항원결정기라고 한다. 항원결정기를 대략 15개 아미노산 길이의 펩타이드 3차 구조라고 가정하면, 단일 스파이크 항원에 대해 유도되는 항체는 수천 종류가 넘는다. 백신을 접종하면 다양한 방식으로 결합하는 다양한 항체를 생성한다. 단일 항원에 대해 다양한 종류의 다클론성 항체polyclonal antibody가 생성되기 때문에 D614G, N501Y와 같은 점돌연변이가 몇 개 발생해도 백신의 효능에 크게 영향을 미칠 가능성은 적다. 스파이크를 표적으로 삼는 항체 기능을 다소 잃더라도 백신은 항체와 더불어 후천면역의 양대 축인 T세포를 활성화하여 바이러스를 공격하기 때문에 유용하다.

일반적으로 많은 전염성 병원체는 숙주와 상호 공존하며 시간 경과에 따라 감염성은 증가하지만 병원성은 감소한다. 스파이크단백질의 돌연변이는 ACE2 수용체와의 친화력을 증가시켜 세포 감염을 쉽게 하는 반면, 외막 단백질의 Q27 정지 돌연변이는 바이러스의 독성을 약화시킬 수 있다. 사스코로나바이러스-2가 단기간에 백신을 무력화할 만큼 진화할 것 같지는 않지만, 장기적으로 돌연변이가 계속 누적되면 이를 방어하기 위한 백신 업데이트가 반드시 필요하다. 백신에 적응하는 바이러스의 변이와 진화가 발생하는 것은 자연스러운 일이다. 이러한 모든 돌연변이에 RNA/DNA 기반 설계도 백신의 장점은 뚜렷하다. 새롭게 항원을 분리·정제하여 만드는 단백질 항원 백신보다 업데이트가 훨씬 쉬우며 경제적이다.

2020년 11월 9일 화이자는 역사적인 임상 3상 결과를 발표했다. 자사가 개발한 합성 mRNA 코로나19 백신(BNT162b2)을 3주 간격으로 2회 근육주사 했을 때 코로나19 감염을 90% 이상 예방한다는 것이다. 화이자는 2020년 12월 10일 BNT162b2 개발 성과를

《뉴잉글랜드 저널 오브 메디슨NEJM》에 보고했고, 다음 날인 12월 11일 미국 식품의약국FDA으로부터 긴급사용승인을 받았다. 첫 접종은 그로부터 사흘 뒤에 진행됐다. 12월 14일 미국 뉴욕시 롱아일랜드병원 간호사 샌드라 린지에게 첫 도스(1회 접종분)를 접종한 후, 미국은 코로나19 관련 병원 근로자 및 고위험군에 대한 백신접종을 시작했다. 12월 27일에는 모든 유럽연합EU 국가에 백신이 공급됐다. 한편, 모더나와 미국 국립알레르기감염병연구소NIAID가 공동 개발한 백신(mRNA-1273)도 한 달 간격으로 2회 근육주사 했을 때 코로나19 감염을 94.5% 예방한다는 결과를 발표했다.

화이자의 BNT126b2와 모더나의 mRNA-1273 백신의 mRNA는 서열, 안정화 물질, 전달 매체, 보관 방법, 임상 3상 결과 등에서 일부 차이가 있지만, 원리는 동일하다. 이번 성공은 mRNA 백신이 이론을 넘어 실제 인체에서 면역 형성이 가능하다는 것을 입증했다는 점에서 매우 중요하다. 기존 전략으로는 한계가 있었던 다양한 감염병을 대상으로 한 mRNA 백신 개발에 파급 효과가 클 것으로 보인다. 더욱이 화이자의 BNT126b2 백신은 2021년 8월 23일 미국 FDA로부터 정식 사용인가를 받았으며, 이는 백신 개발 역사상 가장 빠른 기간에 정식 인가를 받은 기록이다.

2020년 12월 8일에는 다국적 제약사인 아스트라제네카와 영국 옥스퍼드대학은 침팬지 아데노바이러스벡터 기반의 코로나19 백신(AZD1222)을 개발했다고 국제 전문 의학지《란셋Lancet》을 통해 밝했다. AZD1222는 4주 간격으로 2회 근육주사 했을 때 코로나19 감염을 70%가량 예방할 수 있다. 아스트라제네카의 AZD1222는 영국 의약품건강관리제품 규제청으로부터 2020년 12월 30일 긴급 사용승인을 받았고, 2021년 1월 4일부터 영국인들에게 접종되기 시작했다. AZD1222는 투여 용량과 기간에 따른 효능 차이가 보고되어 일부 논란이 제기되었다.

한편, 러시아가 세계 최초의 코로나19 백신이라고 출시한 스푸트니크V Sputnik-V, Gam-COVID-Vac 백신은 서구식 백신 허가 조건인 임상 1상, 2상, 3상을 순차적으로 거치지 않았고, 3상 시험을 하지 않은 채 서둘러 2020년 8월 11일 러시아 정부의 허가를 받아 접종을 시작해 논란을 일으켰다. 하지만 다른 백신들과 다른 독특한 방법을 선택해 주목받았다. 침팬지 아데노바이러스를 벡터로 사용하는 백신인데, 가장 큰 차이점은 다른 바이러스벡터 기반 백신과는 다르게 1차 접종과 2차 접종에 활용하는 벡터의 종류가 다르다. 1차 접종과 2차 접종 시에 각각 아데노바이러스벡터인 rAD26과 rAD5를 다르게 활용하여 2차 접종 시 면역반응을 일으키는 정도가 다른 바이러스벡터 기반 백신보다 적게 했다. 이와 같은 방식은 1, 2차 접종에 같은 종류의 벡터를 활용하는 바이러스벡터 기반 백신보다 항체 생산능력이 우수하고 면역 부작용은 줄어들 가능성이 높은 것으로 예상되었는데, 실제로 《란셋》에 보고된 결과도 우수하게 나왔다.

WHO의 보고에 따르면 지금까지 개발된 코로나19 백신 종류는 이미 임상에 진입한 108종 외에도 전임상 단계에 있는 백신이 184종에 이를 만큼 각국이 코로나19 백신 개발에 총력을 기울이고 있다. 임상시험 중인 백신에는 아단위 백신 36종, 비증식 바이러스벡터 백신 16종, DNA 백신 10종, 사백신 16종, RNA 백신 18종, 증식성 바이러스 백신 2종, 바이러스유사입자 백신 5종, 약독화 생백신 2종 등이 개발되고 있다. 국내에서는 SK바이오사이언스, 셀리드-LG화학, 제넥신, 진원생명과학, 유바이오로직스가 개발을 진행 중이다. 코로나19 백신 개발 현황은 백신 트랙커 사이트(https://www.nytimes.com/interactive/2021/world/covid-vaccinations-tracker.html)를 통해 실시간 정보를 상세하게 얻을 수 있다.

백신 효과의 증강과 보존

면역증강제의 효과

면역증강제를 뜻하는 아쥬반트adjuvant라는 말은 '돕는다'는 의미의 라틴어 adiuvare에서 유래되었다. 면역증강제는 표적 백신 항원과 동시에 사용하면 항원 특이적 반응을 강화, 지속, 증강시켜 줄 수 있는 물질로 정의된다. 백신 개발 초기에 생산 일정에 따라 동일한 백신의 효과가 다른 이유를 반응기의 오염 때문이라고 판단하여 더욱 철저하게 정화했지만 백신 효과가 더욱 저하되는 현상이 알려지면서, 특정 오염 물질은 오히려 백신 효율을 높일 것으로 추정되었다.

프랑스 수의사인 가스통 라몬Gaston Ramon은 디프테리아와 파상풍 백신을 연구하던 중 우연히 접종 부위에 염증이 생긴 동물에게서 더 높은 항체가 생성되는 것을 발견하고 염증을 유발하는 물질이 면역증강 효과가 있을 것으로 보고했다. 또한 알렉산더 글레니Alexander Glenny가 알루미늄염이 면역증강 효과가 있음을 발견한 후, 알룸alum이 인체 백신에 널리 활용되어 왔다. 이후 스콸렌을 함유한 에멀션emulsion 형태인 MF59가 개발되어 인플루엔자 백신과 노인을 위한 계절독감 백신에 사용되었고, 다른 에멀션 형태인 AS03이 독감 백신의 면역증강제로 이용되었다.

병원체 전체를 활용하는 1세대 백신과 달리 2세대 백신인 아단위 백신은 미생물에 내재된 병원체연관분자패턴PAMPs 또는 미생물연관분자패턴MAMPs이 없기 때문에 그 자체만으로 면역원성이 낮은 것으로 평가되어 면역증강제의 필요성이 제기되었다. 따라서 이를 모방할 수 있는 리포솜, 리포폴리사카라이드, 분자 항원 운반체, 박테리아 세포벽 성분, 이중 또는 단사 DNA와 RNA, 비메칠화 CpG 함유 DNA 등의 보조 인자 물질들이 필요하다고 보았다. 면역계는 표적 항원 부위를 인식하도록 진화되어 왔기 때문에 백신에 이러한 면역증강 기능을 가진 물질을 추가하면, 마치 자연적인 감염을 모방하듯 수지상세포, 림프구, 대식세포 등을 보다 강력하게 활성화해 내재면역반응을 효율적으로 증진할 수 있다.

면역증강제의 작용 기전은 다음과 같다. 첫째, 항원을 림프절로 효과적으로 이동시켜 T세포에 인지시킨다. 이를 통해 병원체를 개체에서 제거하고 T세포를 활성화한다. 둘째, 항원을 물리적으로 보호하고 저장하는 역할을 하여 항원이 오래 지속적으로 배출되게 한다. 개체는 면역반응을 더욱 확실하게 하며 면역기억을 위한 B세포와 T세포의 생산을 증가시킬 수 있다. 셋째, 접종 부위의 염증반응을 촉발하여 보조 T세포나 비반세포에서 위험연관분자패턴 물질의 분비를 증가시킨다. 넷째, 접종 부위로 B세포나 T세포의 포집을 유도하고 면역세포 생성을 촉진하는 염증성 사이토카인 분비를 유도한다. 다섯째, 항원이 패턴인식수용체와 작용하여 내재면역계의 반응을 증진한다.

면역증강제의 활용은 백신에 사용하는 항원의 양을 상당량 감소시킬 수 있어 신속한 백신 생산에 크게 기여한다. 임상시험을 진행 중인 GLA-SEGlucopyranosyl Lipid Adjuvant Stable Emulsion를 사용하면 재조합인플루엔자H5 단백질 양을 30배가량 절약할 수 있다고 보고되었다. 또한 면역증강제에 의한 백신 효과는 추가 접종 필요성을 감소시키고, 이에 따른 비용과 불편함을 줄여준다. 면역증강제 AS04를 함유한 B형 간염 바이러스 백신HBV 펜드릭스Fendrix는 기존 3회 접종을 2회로 줄일 수 있었다. 면역증강제는 백신외 반응성 확장에도 중요하다. 계절독감의 경우, 항원 이동antigenic shift에 의해 빈번하게 변이하는 바이러스에 대한 공통 백신universal vaccine 개발에 면역증강제 역할이 기대되고 있다.

하지만 면역증강제의 개발이 쉽지 않은 이유는 이상적인 안전한 후보 물질을 찾기 어렵기 때문이다. 백신은 광범위하고 다양한 그룹의 사람들, 특히 면역기능이 활발하지 못한 영유아나 노인들에게도 접종되어야 하기 때문에 안전성 확보가 최우선이다. 안전성이 확보된 후에는 백신의 면역증강 효과와 관련해 백신에 사용되는 항원의 양 감소, 백신접종 횟수 최소화, 영유아와 노년층의 보편적 백신 효과 촉진 여부 등 다양한 조건들을 만족시켜야만 면역증강제로 사용이 가능하다. 몇 가지 대표적인 면역증강제를 살펴보면 다음과 같다.

무기질 면역증강제

면역증강 효과가 있는 무기물은 알루미늄염인 알룸이 대표적이다. 주로 인산염aluminium phosphate과 수산화염aluminium hydroxide을 사용하는데, 1926년 이래 인체 백신에 널리 사용되어 왔다. 아직도 작용기전은 불분명하지만 알룸이 수지상세포와 다른 면역세포들을 자극해서 인터류킨-1β$_{IL-1β}$가 분비되도록 하여 항체 생성을 증진하는 것으로 보인다. 알룸은 항원 저장 효과가 있어 항원이 서서히 분비되도록 하며 인체 면역세포를 오랫동안 자극해 준다. 주로 보조 T세포2의 반응을 일으키고 NLRP3 염증조절복합체를 활성화하여 항체성 면역반응을 강화한다. 또한 알룸은 표적 세포를 죽여 위험연관분자패턴DAMPs 물질인 이중나선 DNA와 요산의 분비를 유발하기도 하고, 수지상세포의 표면에 작용하여 이를 활성화하기도 한다. 그러나 알룸은 모든 항원에 작용하지 못하기 때문에 완벽하지 못하다.

유기물 면역증강제

유기물 면역증강제 중 가장 널리 알려진 것은 프로인드 완전면역증강제Freund's Complete Adjuvant다. 1930년에 개발되어 동물실험에서 많이 활용되었지만 부작용 문제로 인체에는 적용되지 못하고 있다. 미네랄오일에 불활화한 결핵균Mycobacterium Tuberculosis 균체를 넣어 사용한다. 박테리아를 제외한 오일 부분만 사용하면 프로인드 불완전면역증강제Freund's Incomplete Adjuvant라고 한다. 이들은 백신에서 항원이 장기간 방출되도록 한다.

스콸렌은 천연의 유기물로 인체에도 면역증강제로 활용된다. 스콸렌은 식물뿐 아니라 일반 식품에도 함유되어 있고, 인체에서는 간에서 생성되고 피지sebum 내에도 존재한다. MF59는 스콸렌의 에멀션oil-in-water emulsion이다. 식물성 추출물인 QS21은 사포닌으로 구성된 리포솜으로 2017년에 허가된 백신 함유물이다. MPLAMonophosphoryl Lipid A는 살모넬라 미네소타Salmonella Minnesota의 해독 성분으로 TLR4와 작용하며, 대상포진 백신 싱그릭스

Shingrix에 포함되어 있다.

이와 같은 에멀션은 주로 항원성 면역반응을 강화하고, 보조 T 세포1 형태의 반응을 균형 있게 유발한다. 강한 염증반응을 일으켜 면역세포 보충과 수지상세포 활성화를 촉진하며, 림프소포의 수지상세포 항원 보유를 증가시키고 면역반응을 강화한다. 백신접종 부위에서는 대식세포에 흡수되어 죽게 함으로써 다량의 사이토카인과 위험연관분자패턴 물질의 분비를 자극해 강한 내재면역반응을 일으킨다.

패턴인식수용체 자극제

미생물에 의한 면역반응 유도 기전 연구 과정에서 등장한 톨유사수용체TLRs, RIG-1유사수용체RLRs, NODs유사수용체NLRs 등의 패턴인식수용체와 미생물연관분자패턴MAMPs 같은 반응물질의 발견은 면역기전 연구에 중요한 전환점을 이루었다. 패턴인식수용체를 효과적으로 자극하는 물질들이 밝혀지면서 백신 면역증강제의 새로운 분야가 열렸다. 대표적인 패턴인식수용체 자극제로는 그람음성균 세포벽에서 추출한 LPSLipopolysaccharide가 있다. LPS는 TLR4에 작용하여 대식세포와 수지상세포를 자극하고, 식균작용, MHC 발현, 사이토카인 분비를 촉진하여 면역반응을 강화한다. 그러나 LPS 역시 독성이 강하여 MPLA 혹은 GLA가 연구되고 있고, MPLA은 HBV 백신(펜드릭스)이나 HPV 백신(세라빅스Ceravix)의 주요 성분으로 허가되어 활용되고 있다.

또 다른 패턴인식수용체 자극제로는 PolyI:C(TLR3), imidazo-quinolines(TLR7/8), CpG oligonucleotides(TLT9) 등이 있다. 특히 TLR들은 수지상세포, 대식세포, 자연살해세포, T세포 및 B세포와 같은 면역세포, 상피세포, 내피세포 및 섬유아세포 등의 세포막에 존재하기 때문에 이들에 작용하는 자극제들은 면역증강제 형태이든지 또는 감염 과정의 침윤을 통해서든지 궁극적으로 면역반응을 야기하여 항원특이 획득면역성을 가지게 한다.

백신 첨가 보존제

면역증강제 이외에도 백신을 안정시키고 보존하기 위해 첨가하는 물질이 있다. 백신의 생산과 보존 과정에서 미생물의 번식을 막기 위해 일부 항생제가 이용되고 있으며, 인플루엔자 백신이나 황열병 백신은 달걀을 이용하여 조제되기 때문에 달걀 단백질을 일부 함유하고 있다. 또한 톡소이드 백신을 위한 박테리아 생산물에는 살균 목적으로 포름알데히드가 사용되며, 일부 백신에서는 열, 빛, 산도, 습도에 대한 안정을 유지하기 위해 MSGMonosodium Glutamate와 페녹시에타놀Phenoxyethanol을 안정제로 사용한다.

수은 함유 항생제인 티메로살Thiomersal도 안정성, 안전 및 역가를 증진하는 효과가 좋아 대표적인 백신 보존제로 널리 이용되었다. 특히 한 바이얼에 여러 도스를 넣어야 하는 경우에 많이 사용되었지만, 최근에 논란이 제기되어 거의 사용하지 않는다. 부득이한 경우에만 한 도스에 1마이크로그램 이하가 들어가는데, 이는 통조림 참치 10그램에 함유된 양보다 더 적은 양이다.

백신 개발의 시급성과
임상시험

의학계에서는 바이러스에 의한 팬데믹이 언젠가 발생하리라고 예측해 왔다. 주거시설 집단화와 국제적 교통망의 확충, 축산물의 집단 대량 사육과 야생동물의 가축화, 기후변화, 환경오염 등이 중요한 요인으로 지적되어 왔다. WHO는 신종 변형 인수공통감염병의 위험성을 예고하면서 크림-콩고 출혈열, 에볼라, 마르부르크, 라사열, 메르스, 사스, 니파, 리프트밸리열, 지카, Disease X 등 10여 가지 질병의 유행을 경고했다. 또한 국제기구인 감염병대비혁신연합Coalition for Epidemic Preparedness Innovations, CEPI을 구성하고 1조 원의 자금을 마련하여 우선 라사열, 메르스, 니파에 대한 백신을 준비하고 있었다. CEPI는 백신 플랫폼으로 침팬지 아데노바이러스,

홍역과 천연두 바이러스, 재조합 DNA/RNA 등을 사용하는 다양한 형태의 개발을 지원하고, 코로나19도 mRNA-1273을 이용하는 RNA 백신, INNO-4800 같은 DNA 백신, 침팬지 아데노바이러스 백신, 재조합단백질 백신 등의 개발을 전폭적으로 지원하고 있다.

엄청난 투자를 통해 가속이 붙은 세계적인 경쟁을 통해 궁극적으로 백신 개발이 가능하게 됐지만 몇 가지 문제점을 고려하지 않을 수 없다. 우선, 백신 효과와 안전성 검정 문제, 그리고 바이러스 돌연변이가 쉽게 일어나는 속성 때문에 현실적으로 백신 개발과 효과에 한계가 있다. 모든 유형의 변이에 대응하는 판코로나 백신 개발이 절실하게 요구되고 있다. 다만, 치사율이 높은 고령자는 백신이 개발되더라도 기본적인 면역기능이 저하되어 있기 때문에 그 효과가 우려되었다. 화이자와 모더나의 mRNA 백신을 필두로 신속하게 개발된 코로나19 백신들은 비교적 노년층에도 상당한 효과를 보였다. 하지만 변이에 대한 새로운 백신 개발 숙제는 여전히 남아 있다.

백신 개발에서 무엇보다 가장 문제는 경제성이다. 수많은 질환이 백신을 필요로 하지만 실제 대부분의 감염병은 저개발국가에서 발생하고 있다. 에이즈, 말라리아, 결핵, 장티푸스, 콜레라 등이 모두 빈곤 국가에서 크게 확산되었다. 그러나 다국적 제약회사나 선진 연구기관 들은 수익성 차원에서 이러한 질환에 필요한 백신 개발에 매력을 느끼지 못하고 있다. 부유한 선진국에서도 백신 개발과 제조는 재정적으로 수익이 보장되지 않기 때문에 제한적이다. 현재까지 개발된 대부분의 백신들은 정부, 대학 또는 비영리기관에서 보장하는 자금으로 이루어져 왔다. 많은 백신들이 유익하고 비용 효율적임에도 불구하고 정부와 비영리기관의 강력한 요구와 지원이 없었다면 개발되지 못했을 것이다. 그중에서 가장 문제가 되는 경제적 요인은 백신의 임상시험에 필요한 비용이다. 정상인을 대상으로 대규모 임상시험을 추진해야 하기 때문에 지원자 모집과 필요 경비 조달이 모두 쉽지 않다.

백신 임상시험

비임상시험인 동물실험에서 안전성과 효과가 입증된 백신들에 대해 인체를 대상으로 시행하는 임상시험은 매우 중요하며 사용 허가의 관건이 된다. WHO는 3단계의 임상시험을 요구하고 있다.

1상 임상시험은 소수의 자원자를 대상으로 백신의 안전성을 점검하고 면역반응 생성 여부를 확인하며 백신의 적절한 용량을 결정한다.

2상 임상시험은 수백 명의 자원자를 대상으로 백신접종에 의한 부작용 여부를 확인하고 면역반응 유도 정도를 평가한다. 백신이 감염병에 미치는 효과도 아울러 평가하지만, 아직 분명한 결론을 내릴 수 있는 대단위 시험을 요구하지는 않는다. 이 경우 백산접종 지원자는 실제로 접종 대상자인 집단과 동일한 특성(연령, 성별)으로 구성해야 한다. 이 단계에서는 실험대상군과 대조군을 설정하여 백신 효과를 비교할 수 있어야 한다.

3상 임상시험은 적어도 수천 명의 자원자를 대상으로 하여 실험군과 대조군으로 나누어 백신과 가짜 백신을 접종하고, 이들 간에 백신의 감염병 예방 효과와 안전성 차이를 면밀하게 조사·분석해야 한다.

대조임상시험

임상시험 중에서 특히 3상 임상시험은 대단위 지원자를 대상으로 수행되어야 하는데, 긴박한 상황에서 새로운 백신 개발을 독려해야 할 필요가 부각되면서 대규모 3상 임상시험 효과를 간이로 평가하는 방안이 검토되었다. 이러한 임상시험을 대조임상시험이라고 부른다. 코로나19 환자가 대단위로 발생하고 있지 않은 상황에서는 3상 임상시험이 사실상 어렵기 때문에 기존에 효과가 입증된 화이자나 모더나 또는 아스트라제네카 백신을 대조군으로 하여 지원자들에게서 기존 백신에 버금가는 중화항체가 유도되는지 비교해 긴급사용승인을 내주는 개발 방안이다. 대조임상시험에 대해

WHO나 관련 국가기관에서 능동적으로 검토하고 있지만 기존 백신 제조사와의 갈등이 쉽게 봉합될 수 없기 때문에 난항에 처해 있다. 우리나라에서 공식적으로 3상 임상시험이 허가된 SK바이오사이언스의 노바백스 백신은 바로 이와 같은 대조임상시험 방법으로 허가를 받았다.

임상 사용 허가

임상시험을 마친 후 효과, 안전성, 제조 공정에 대한 검토를 거치고 공중보건 관리기관의 허가를 받아야 한다. 실제 접종이 시행된 이후에도 주도면밀하게 부작용 발생 여부와 효율적인 접종 조건 분석을 계속해야 한다. 이러한 제반 과정에서 소요되는 경비가 천문학적이기 때문에 백신 개발이 난관에 봉착할 수도 있다. 백신 개발부터 허가가 나기까지 정상적으로는 10년 이상의 시간이 소요된다. 보통 전임상 기간이 5~10년, 임상 1상 2상 3상에 각 3년 정도 소요된다.

하지만 코로나19 백신은 전 지구적 위기 상황에서 극히 예외적으로 긴급사용승인이라는 제도를 통해 전임상과 1상, 임상 2상과 3상을 동시에 진행하여 6~9개월이라는 기간 안에 초고속으로 백신 사용 허가를 받았다. 2020년 당시 미국 트럼프 대통령은 비상 속도전Operation Warp Speed이라는 행정명령을 내려 11월 대통령선거 전까지 3억 도스의 백신을 접종한다는 목표를 설정하고 코로나19 백신 개발과 허가를 초특급으로 추진하는 정책을 펼쳤다.

4장

백신의 빛과 그림자

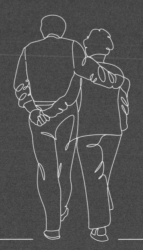

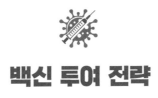

백신 투여 전략

백신접종의 최적화

백신 투여 경로

백신 투여의 기본적인 경로는 주사를 통해 팔에 맞는 근육, 피하, 혈관 주사 형태다. 그러나 주사를 통한 예방접종의 근본적인 한계점을 극복하기 위해 다양한 경로의 백신 투여 방법이 개발되고 있다. 먹는 형태의 백신이나 코와 입의 점막에 뿌리는 백신, 패치로 피부에 붙이는 백신 등 주사 없이도 백신 효과를 그대로 내는 방법들이 연구되고 있다. 주사는 아프기 때문에 나이를 막론하고 접종자의 공포심과 거부감을 불러일으킬 뿐만 아니라, 의사나 간호사 같은 숙련된 의료 인력이 요구되고 대량의 일회용품이 필요하기에 비용도 많이 든다. 이에 따라 개발도상국에서는 대규모 예방접종이 현실적으로 어렵기 때문에 주사를 사용하지 않는 방법이 개발되고 있다. 예를 들어, 국제백신연구소IVI가 개발한 콜레라 백신을 국내 기업인 유바이오로직스가 구강형 백신으로 개발하여 이러한 문제점을 상당 부분 개선했다.

구강형 백신은 전혀 아프지 않기 때문에 예방접종에 대한 거부감과 공포심을 크게 줄일 수 있으며, 주사 시 제기되는 혈액 오염이 없다는 면에서도 매우 유리하다. 구강 경로의 백신은 반드시 액체일 필요가 없어서 고체 형태인 경우 좀 더 안정적이고, 운반 혹은 보관 도중 손상되거나 얼어서 상할 우려도 없다. 최근에는 패치로 붙이는 백신 투여 방법이 개발되고 있다. 우표 크기 패치의 1제곱센티미터당 2만 개 정도의 미세돌기에 백신을 삽입하여 피하로 들어가게 하면 백신 효율도 크게 증가시키고 백신의 양도 줄일 수 있을 것으로 기대되고 있다.

백신접종 일정

백신 투여가 집중되는 기간은 영유아 시기로 여러 병원체에 대한 혼합 백신 사용이 가능하다. 허가받은 혼합 백신 사용이 개별 접종보다 선호되며, 혼합 백신을 투여할 때 최소 연령은 각 성분의 백신 투여 최소 연령 중 가장 높은 연령에 따른다. 또한 혼합 백신을 투여할 때 최소 접종 간격은 각 성분 백신의 최소 접종 간격 중 가장 기간이 긴 접종 스케줄에 맞춘다. 예를 들면 디프테리아, 파상풍, 백일해 백신은 단독 백신으로 생산되지 않고 소아용 또는 성인용으로 생산된 혼합 백신 제제가 사용된다.

디프테리아·파상풍·백일해 백신으로 DTaP와 Tdap이 있다. 백일해 백신은 초기에는 백일해균 전체를 불활화시킨 백신을 사용했으나, 전세포 백신의 이상반응과 안전성 문제로 인해 1980년대 이후 백일해 독소 및 일부 항원을 정제·분리한 무세포 백일해 백신 acelluar purified pertussis vaccine, aP을 사용하고 있다. DTaP는 7세 미만에 접종하며, 만 7세 이상부터 면역기억을 계속 유지시키기 위해 디프테리아와 백일해 백신 용량이 DTaP보다 감소된 Tdap 백신 (성인용 흡착 디프테리아 독소, 파상풍 독소, 정제 백일해 혼합 백신) 또는 Td(성인용 흡착 디프테리아 독소, 파상풍 독소 혼합 백신)를 추가 접종한다. 성인들은 10년 주기로 재접종이 권장된다.

단가 및 혼합 백신

단가monovalent 백신은 한 개의 항원이나 한 종류의 병원균(사백신 혹은 약독화 병원균)에 대한 예방 효과를 위해 고안된 백신이고,

다가multivalent 백신은 두 종류 이상의 항원, 같은 병원균이지만 2종 이상의 다른 변종을 포함하거나 2종 이상의 다른 병원균을 포함하는 백신이다. 다가 백신은 단가 백신을 여러 번 투여해야 하는 번거로움이 없지만, 2종 이상의 백신을 한번에 접종할 때는 면역적 간섭이 발생하여 백신 효과를 떨어뜨릴 가능성이 있다. 일반적으로 생백신의 경우, 한 가지 백신 성분이 강한 면역반응을 일으키지만 다른 구성 성분에 의한 면역반응이 오히려 저해되는 현상이 일어날 수 있기 때문에 유의해야 한다.

다가 백신으로는 3가 혹은 4가 독감 백신, 9가 혹은 13가 폐렴구균 접합 백신Pneumococcal Conjugate, 23가 폐렴구균 다당 백신Pneumococcal Polysaccharide, 디프테리아-파상풍-백일해 DPT 3가 백신, 디프테리아-파상풍-백일해-폴리오-헤모필루스 인플루엔자 b형 5가 백신, 홍역-유행성이하선염-풍진 MMR 3가 백신 등이 있다.

백신 효과의 최적화

백신 효과를 최적화하기 위해서는 백신의 종류, 투여 시기, 재접종 간격 등이 명확해야 하며 일정을 분명하게 공지해 주어야 한다. 미국에서는 모든 유아들에게 A형, B형 간염, 소아마비, 볼거리, 홍역, 풍진, 디프테리아, 백일해, 파상풍, 인플루엔자, 수두, 로타바이러스, 수막염구균, 폐렴에 대한 백신을 2세까지 접종하도록 권장하고 있다. 좀 더 효율성을 높이기 위해 동시에 복합 백신을 투여하거나, 다른 연령층에도 평생 다회 백신접종 프로그램이 추진되고 있다.

홍역 백신은, 임신 기간 중 태반을 통해 또는 출생 후 모유 수유를 통해 모체 항체가 아기에게 전달되어 체내에 높은 농도로 존재하면 백신에 의해 유도되어야 하는 면역반응이 저해될 수 있어, 홍역이 유행하지 않는 이상 생후 12개월 이후에 접종하는 것을 기본으로 한다. 임산부들은 풍진 백신, 사춘기 이후 여성에게는 자궁경부암 백신HPV, 노인에게는 폐렴과 인플루엔자 백신을 매년 접종하고 2006년부터는 수두바이러스 백신을 통한 대상포진 면역을 권장하고 있다. 일반적으로 60세 이상의 고령인, 알레르기 체질, 비만 요인을 가진 사람들은 백신 효과가 낮다.

백신 공급망

백신접종을 통해 얻을 수 있는 최상의 면역반응을 유도하기 위해서는 백신의 보관과 공급이 중요하다. 백신은 생물학적 제품으로 적정 온도가 아닌 높거나 낮은 온도에 장시간 노출되면 효과가 떨어질 수 있다. 일부 백신의 경우, 높은 온도에 노출되거나 동결되면 활성이 변하여 사용하지 못하게 되므로 백신의 보관과 운반 과정에서 일정한 온도 유지가 매우 중요하다. 백신 보급 과정에서 일정 온도를 유지할 수 있는 콜드체인시스템cold-chain system은 접종 효과를 높이는 매우 중요한 요소다. 콜드체인시스템은 백신 제조 라인에서 접종 시까지 백신의 운송과 보관 및 취급에 이용되는 모든 기구와 운송 장비를 포함해 전체 공급 과정이 일정한 온도 범위를 벗어나지 않고 유지되는 것을 의미한다.

각각의 백신이 활성을 유지하는 데 적정한 온도는 각기 다르며, 대부분 동결이 되지 않은 상태에서 영상 2~8℃ 사이가 유지되어야 한다. 하지만 최근 개발된 코로나19 백신 중에서 mRNA를 기반으로 한 모더나 백신은 영하 20℃로, 화이자 백신은 영하 75℃ 이하의 초저온으로 냉동 보관해야 백신의 활성이 유지된다. 백신의 종류에 따라 활성을 유지하는 최적의 온도를 확인하고 적절한 온도로 백신을 운반하고 보관하는 것이 백신 효과를 극대화하는 데 필수적이다. 이러한 콜드체인시스템이 확보되지 못한 아프리카 지역 저개발국가들에서는 국제기구와 선진국으로부터 공여받은 코로나19 백신을 제대로 사용해 보지도 못하고 부득이 폐기해야 하는 사례가 속출하고 있다.

지역사회 백신접종 전략

펄스 백신 투여 전략

펄스 백신 투여 전략Pulse Vaccination Strategy은 감염병을 박멸하기 위해 위험도가 높은 특정 연령 집단에 반복적으로 백신을 접종하여 병원체 전파를 차단하는 전략이다. 주로 홍역과 소아마비를 조기에 차단하기 위해 시행되어 왔다. 코로나19 팬데믹도 위험도가 높은 고령층과 의료 인력에 집중적으로 백신을 우선 투여하는 전략을 사용한다.

링 백신 투여 전략

링 백신 투여 전략Ring Vaccination Strategy은 감염병 차단을 위해 환자와 가깝게 접촉하여 감염 가능성이 높은 가족, 이웃, 동료 들을 파악해 백신을 투여하고, 이들의 접촉자인 2차, 3차, n차 접촉자까지 백신을 접종하는 방식이다. 이 전략에서는 감염자의 동선을 파악하고 접촉자를 추적해야 하며, 현실적으로 어려움이 많을 때는 감염자의 거주 지역 주민 전체를 대상으로 접종한다. 감염원을 에워싸는 백신접종이라는 의미에서 '포위 접종'이라는 용어를 사용하기도 한다. 천연두 박멸 및 2015년 이후 아프리카 대륙의 에볼라 감염 제어에 링 백신 투여 전략이 적용되어 성과를 거둔 바 있다.

코쿤 백신 투여 전략

코쿤 백신 투여 전략Cocoon Vaccination Strategy은 어린아이들이나 감염 위험도가 높고 면역력이 낮은 집단을 보호하기 위해 이들과 접촉하는 주변 사람들에게 우선적으로 백신을 접종하는 전략이다. 면역력이 약한 집단이란 아직 면역계가 활성화되지 못한 어린이, 선천적 면역질환이나 암으로 인해 면역억제제를 사용해야 하는 환자들, 알레르기 때문에 백신접종을 받을 수 없는 사람들이다. 주변인들이 면역력을 가지게 되면 접촉하는 어린이들이나 감염 위험도가 높은 집단이 마치 번데기cocoon의 막과 같은 사회적 보호를 받게 된다. 예를 들면, 어린이들을 백일해로부터 보호하기 위해 부모들이나 가족에게 DTaP/Tdap(파상풍, 디프테리아, 무세포 백일해) 추가 접종을 하는 경우다.

에볼라 제압 사례

에볼라는 출혈열을 유발하는 바이러스 질환으로 인간과 영장류에게서 발생하며 인간의 사망률이 약 50%에 달하는 매우 치명적인 질병이다. 과일박쥐가 에볼라바이러스의 숙주로 알려져 있다. 에볼라바이러스는 1976년에 발견된 이래 감염 사례가 산발적으로 보고되었으나, 2014~2016년 서아프리카를 휩쓴 유행은 기니에서 시작하여 시에라리온과 라이베리아로 이동하면서 서아프리카 6개국(기니, 라이베리아, 나이지리아, 세네갈, 말리, 시에라리온)에서 약 2만 8천 명의 확진자가 발생했고, 이 중 1만 1천여 명의 사망자가 발생했다.

2021년 현재까지 사용이 허가된 에볼라 백신으로는 얼베보 Ervebo(rVSV-ZEBOV)와 2020년 5월 유럽의약품청이 사용을 승인한 잽데노Zabdeno(Ad26. ZEBOV)와 음바베아Mvabea(MVA-BN-Filo)가 있다. 2015년 기니에서 1만 6천 명, 2018~2020년 콩고민주공화국에서 에볼라 발병 기간 동안 34만 명에게 임상시험이 진행되었으며, 이 연구에서 확진된 사람과 밀접 접촉자, 그리고 밀접 접촉자의 접촉자인 3,775명에게 즉시 얼베보 백신을 투여했다. 백신접종자들은 백신을 투여받고 10일 이상, 즉 에볼라 잠복기 이후에도 에볼라바이러스 2차 사례가 발생하지 않았다.

이 과정에서 링 백신 투여 전략을 사용했다. 백신을 접종해야 할 밀접 접촉자는 21일 동안 확진자와 같은 집에서 생활했거나, 확진자의 증상 발현 후 만났거나, 환자의 체액, 침대 시트, 옷 등에 닿아 신체 접촉이 있었던 사람으로 정의했다. 밀접 접촉자의 n차 접촉자로는 밀접 접촉자와 지리적으로 가까운 이웃, 가족, 대가족 구성원, 그 외 같은 지역에 거주하지 않았더라도 모든 밀접 접촉자의 가족 구성원을 대상으로 했다. 반드시 인접한 지리적 위치가 아니더라도 확진자가 무증상일 때 시간을 보냈던 생활 공간과 직장, 또는 증상 발현 후나 사망 후에 머물렀던 공간의 접촉자를 모두 포함했다.

WHO는 2019년 4월에 에볼라 환자와 그 접촉자, 그리고 접촉자의 접촉자 9만 명에게 모두 얼베보 백신을 접종하여 전염 확대 방지 효과가 97.5%임을 보고했다. 새로운 에볼라 감염자가 될 가능성이 있는 대상자를 조기에 찾아내 가정이나 지역사회에서 에볼라 감염이 더 이상 확산되는 것을 제어하고, 에볼라 대응에 체계적으로 지역사회를 참여시켰다는 평가를 받고 있다.

집단면역

백신접종은 자신을 외부의 병원체로부터 감염을 예방하는 가장 효율적인 수단이다. 하지만 모든 사람들이 백신접종을 통해 병원체에 대한 항체를 생성하는 것은 아니다. 일부 면역결핍이 있는 사람들은 백신접종을 하더라도 항체 형성이 안 되는 경우가 있고, 심각한 기저질환이 있는 사람들은 백신접종 자체가 힘들 수도 있다. 흥미로운 것은 백신접종을 통해 집단 내의 다수가 면역을 가진 집단면역herd immunity을 형성하면 백신을 접종하지 않은 사람까지도 간접적으로 병원체로부터 감염 위험이 줄어든다는 사실이다. 백신 접종은 적은 비용과 노력으로 사회적 질병 문제를 예방하는 좋은 방법이기 때문에 자신뿐 아니라 주변 사람들까지도 병원체로부터 감염을 예방하기 위해 적극적으로 백신접종에 참여해야 한다.

백신 효과는 집단면역을 얼마나 효율적으로 유도할 수 있는가로 평가된다. 백신의 가장 대표적인 집단면역 유도 사례는 천연두다. WHO는 인류 역사상 가장 많은 희생을 치렀던 천연두가 근절되고 현재는 인간 사회에서 박멸되었다고 선언했다. 일반적으로 특정 감염병에 대한 집단면역은 70% 정도의 면역 형성이 이루어지면 달성된다고 예측할 수 있다. 그러나 집단면역이 발생하는 임계점은 질병의 종류, 특히 감염성의 강도에 따라 다르다. 감염성이 강한 백일해와 홍역은 모두 95% 이상이어야 한다.

집단면역이 형성되면 그 효과는 극적이다. 유럽에서 매년 어린이 7명 중 1명 정도를 희생시켰던 천연두가 박멸되었고, 소아마비도 박멸 단계에 이르렀다. 어린이들에게 뇌막염과 심각한 상태를 유발하는 헤모필루스 인플루엔자도 1988년 백신이 투입된 이래 99% 정도 감소했다. 미국의 경우 1921년 디프테리아 발병이 1년에 20만 건이 넘었지만 1998년에는 1년에 단 1건으로 줄었으며, 뇌수막염의 발생 빈도는 유럽에서 90%, 미국에선 99%가 줄었다. 천연두, 홍역, 볼거리, 풍진, 소아마비, 장티푸스 등 100년 전에는 인류에게 가장 위협적이었던 감염병들이 백신으로 거의 사라지고 있다.

그러나 불완전한 백신접종이 전체 주민들에 대한 감염 위험도를 높일 수도 있다. 사회적 활동이 제한되지 않은 채 모호한 기준이 적용되면 감염병 확산의 계기가 되기 때문이다. 감염병 발발과 확산 위험도가 높을 때는 전체 주민에게 백신을 접종하여 철저한 집단면역을 유도하는 것이 해법이다. 집단면역이 충분한 상태에 이르면 백신접종을 받지 못하는 사람들의 안전도 보장된다. 면역기능이 온전치 못한 노약자나, 면역기능에 문제가 있거나 백신에 알레르기가 심하여 백신접종을 받을 수 없는 사람들도 보호할 수 있다.

코로나19 사태 초기에 의도적으로 집단면역을 유도하기 위해 지역 방역을 소홀히 한 국가가 국제적 관심을 끌었다. 스웨덴은 국토가 넓고 인구가 적어 기본적으로 인구가 조밀한 지역이 적어 사회적 거리두기나 마스크 쓰기, 생활 격리 등의 조치를 하지 않았다. 또한 노인들은 대부분 교외의 한적한 곳에서 생활하기 때문에 감염 위험이 낮다고 판단했다. 젊은이들의 치사율이 매우 낮다는 사실을 근거로 국가 방역을 강하게 시행하지 않고 자연스럽게 집단면역 생성을 기다리는 정책을 시행했다. 이러한 정책에 스웨덴 국민들이 70% 이상 동조했고 방역의 구속을 받지 않는 자유로운 생활을 선호했다. 그러나 결과는 참담했다. 코로나19 확진자 수가 급증했고 사망률도 이웃 국가인 독일이나 핀란드보다 5~10배 더 높았다. 국가 방역 책임을 등한시하고 코로나19 확산을 방치하여 결과적으로 주민들이 감염병에 걸려 개인적 희생을 감수하도록 방임했다는 비판을 받았다.

또한 이번 코로나19 사태에서 주민의 70%가 백신접종을 받았기에 집단면역이 달성되었다고 평가된 이스라엘이나 영국이 위드 코로나 정책을 선포하고 사회를 개방하자 다시 확진자 수가 급증하는 현상을 보였다. 이것은 코로나19가 전체 인구의 70% 접종만으로는 집단면역을 달성하기에 충분치 못함을 보여준다. 백신접종은 제제에 따라 효과가 다양하기 때문에 실제 주민의 70%가 접종을 해도 이들이 모두 면역을 형성했다고 기대할 수 없다. 더욱이 최근의 코로나19 확산과 감염은 새로운 변이에 의해 발생한 것이기에 접종받은 백신의 효과가 충분히 미치지 못한 것일 수도 있다.

돌파감염

바이러스 변이는 기왕 제조된 백신의 표적과 차이가 있고, 백신에 의해 생성된 항체가 바이러스를 제거하지 못하면 결국 재감염될 수밖에 없다. 백신 효과가 처음부터 100%는 아니기 때문에 효과를 기대할 수 없는 집단도 있다. 백신 투여 후 시간이 경과하여 더 이상 체내에 충분한 양의 바이러스 중화항체가 생성되지 못하거나, 처음부터 항체가 생성되지 못한 경우, 또는 균주가 변이하여 기왕의 백신으로 예방 효과를 나타내지 못하고 감염되는 경우를 돌파감염Breakthrough Infection이라고 부른다. 미국의 발표에 따르면, 코로나19 백신접종자 7,700만 명 중에서 돌파감염이 5,800건 보고되고 있다. 그러나 코로나19 백신 종류별로 돌파감염 사례를 보면 얀센 백신이 0.082%, 아스트라제네카 백신이 0.046%, 화이자 백신 0.015%, 교차 접종(1차 아스트라제네카, 2차 화이자) 0.008%로 보고되고 있다.

코로나19는 초기 백신접종 후에 확산된 델타플러스 변이가 돌파감염의 주범으로 지목되었으며, 최근에는 오미크론 변이종이 우세종으로 돌파감염을 일으키고 있다. 그러나 이러한 돌파감염은 백신접종자들의 경우에 중증화 정도가 현저하게 낮다는 사실이 밝혀졌다. 따라서 백신은 새로운 변이주가 등장해 비록 효과가 떨어진다고 하더라도 반드시 접종을 받아야 한다. 더욱 많은 사람들에게서 면역이 생성되면 그만큼 새로운 변이가 생성될 가능성도 낮아지고 위중증으로 넘어갈 확률도 현저하게 줄어들기 때문이다. 아무리 새로운 변이가 등장하고 돌파감염이 발생하더라도 백신접종은 공중보건과 생명 보호 측면에서 양보할 수 없는 이득이 있기 때문이다.

백신 부작용과 음모설

 백신 거부vaccine hesitancy 또는 백신반대운동anti-vaccination이란 백신접종을 망설이거나 거부하는 일련의 행위를 의미한다. 코로나 19 사태 이후 가장 중요한 해법으로 강조되어 온 백신에 대해 의외로 상당한 거부감이 표출되어 세계적인 문제로 부각됐다. WHO는 2019년 공식적으로 인류의 건강에 위협이 되는 10대 요인 중 하나로 백신접종을 적극적으로 거부하거나, 지연시키거나, 백신에 대한 불안감을 표출하거나, 특정 백신을 기피하는 행위 등을 지적했다.

 정상적인 개발 과정과 임상 1, 2, 3상 시험을 성공적으로 마치고, 공식적인 국가기관이나 국제기구가 허가한 백신에 대해서는 안심해도 된다. 공식적으로 백신을 허용할 때는 전문적인 평가를 통해 반드시 효과와 안전성에 대한 분명한 근거가 인정되기 때문이다. 백신접종에 대한 일반인들의 망설임은 주로 백신에 대한 의학적, 윤리적, 법적 주제에 대한 대중적 논쟁에서 비롯되었다. 이러한 논쟁에는 백신에 대한 신뢰도, 질병에 대한 안일함, 백신접종의 편리성 등이 문제로 제기되었다.

백신 부작용

백신 부작용은 백신 투여 시에 생기는 일반적 반응과 과민반응 hypersensitivity reaction으로 나뉜다. 일반적 반응은 백신에 의해 면역반응이 유도되면서 동반되는 접종 부위의 통증, 피로감, 두통, 근육통, 오한, 발열, 메스꺼움 등이 대표적이다. 과민반응은 발생 기전에 따라 면역학적으로 4가지 형태로 나뉜다. 제1형은 IgE를 매개로 일어나는 즉시형 과민반응이며, 제2형은 IgM과 IgG와 같은 항체 매개 과민반응이고, 제3형은 면역복합체 매개 과민반응이며, 제4형은 T세포 매개 과민반응이다. 이 중에서 백신에 의한 부작용은 주로 대부분 항체에 의한 제1형 즉시형 과민반응과 세포성 면역반응에 의한 제4형 과민반응이다.

백신에 의해 다양한 부작용이 발생할 수 있지만, 실제 과민반응이 발생하는 건수는 100만 명당 1.3명 정도다. 백신접종에 의한 과민반응 발생 조사 결과를 보면 100만 명당 인플루엔자 백신은 1.53건, 홍역-유행성이하선염-풍진 혼합 백신은 5.14건, A형 간염 백신은 3.34건, 수두 백신은 6.93건이다. 반면, B형 간염 백신, B형 헤모필루스 인플루엔자 백신, 폐렴구균 백신(7가 및 13가), 약독화 1가 인플루엔자 백신, 파상풍 백신, 황열병 백신, 일본뇌염 백신 및 두창 백신은 부작용 조사 기간 동안에 과민 증상이 발생하지 않았다. 백신의 부작용은 전반적으로 미약하다. 일반적으로 열, 주사 부위의 통증, 근육통 등이 대부분이며, 일부 피접종자에게 백신 구성 성분에 대한 알레르기 반응이 드물게 일어나기도 한다. 백신에 대한 반응 강도의 차이는 피접종자의 감염 예민성, 면역능력, 연령, 경제적 상태, 문화적 배경 등의 요인에 따라 다르다.

하지만 백신 자체의 문제가 아니라 백신 조제상의 관리 부실로 발생한 사고에 의해 문제가 크게 확대되어 백신 거부감을 증폭시켰다. 대표적으로 1955년 소아마비 소크 백신을 생산하는 제약회사가 소아마비 바이러스를 불활화하는 과정에서 부주의하게 살아있는 바이러스를 백신에 함께 주입하여 12만 도스를 생산·보급한 결과, 4만 명의 환자가 발생해 53명이 마비되고 5명이 사망하는 사건이 발생했다. 이로 인해 그 가족들까지 전염되어 113명이 마비되고 5명이 추가로 사망하고 말았다. 이를 커터 사고Cutte Incident라고 부르며 미국 역사상 최악의 제약 사건으로 기록되었다.

또한 약독화 생바이러스를 함유하고 있는 경구용 소아마비 백신OPV인 새빈 백신Sabin Vaccine은 철저하지 못한 관리로 일부 지역에서 2차 감염을 일으키기도 했다. 하지만 2000년 이후에는 전 세계적으로 100억 도스 이상의 새빈 백신이 30억 명 이상의 어린이들에게 접종되었지만, 21개 국가에서 단 24건의 백신 관련 소아마비 발병이 일어났을 뿐이다. 이러한 제조상의 문제는 철저한 관리를 통해 얼마든지 방지할 수 있다. 따라서 보건 당국의 약제 허가와 관리는 절대 엄격하고 철저하게 이뤄져야만 한다. 제조나 보급 과정의 사고는 관리의 문제이기 때문에 이러한 이유로 백신 자체를 폄하해서는 안 된다.

다만, 백신 투여 대상자가 영아이거나 임산부일 경우에는 좀 더 조심해야 한다. 신체 건강 상태와 면역능력에서 일반인들과 차이가 있을뿐더러 태아-산모 간의 영향도 있기 때문에 철저한 안전성 확인 과정이 필요하다. 디프테리아-파상풍 독소DTwP 백신 투여 후 발생한 영아돌연사가 의혹의 대상이었으나 집중 조사 후에 역시 과학적 근거가 없는 것으로 보고되었다. 오히려 백신접종이 영아돌연사로부터 아기를 보호해 줄 수 있음이 밝혀졌다. 임신 초기에 풍진, 인플루엔자, 톡소플라즈모시스 백신을 접종하면 태아가 성장하면서 정신분열증에 걸릴 확률이 높다는 보고도 있었지만, 임신 초기 이후에는 상관없다고 알려져 접종이 권장되고 있다. 미국 산부인과학회나 가정의학회에서 임신 중 독감 백신 사용을 권장하는 것은 임신 후반기 독감이 제기하는 의학적 문제의 심각성과 임산부 독감에 따른 높은 입원율, 산모에게서 태아로 전달되는 항독감 항체의 가능성, 산모와 태아의 접종 안전성 때문이다.

또한 인유두종바이러스Human Papilloma Virus, HPV 백신접종이 성생활을 문란하게 한다는 논란이 벌어졌지만 사춘기 소녀들을 대상으로 분석해 본 결과, 백신접종에 의한 임신율과 성병 이환율에 차이가 없었다. 실제로 HPV 백신은 미국과 영국을 포함한 다수 국가에서 시행한 조사에서 HPV 감염을 90% 정도 저하시켰다.

백신 음모론

코로나19 백신에 대해 단순히 부작용의 가능성을 제기하는 수준을 넘어 백신 자체에 대한 다양한 음모론이 나돌고 있다. 일반적으로 백신 개발 및 승인 과정이 5~10년 정도 소요되는데 어떻게 1년도 되지 않아 백신 개발이 완료될 수 있었느냐는 의구심이 발단이었다. 백신 회사들이 미리 백신을 개발해 놓은 상황에서 감염병을 퍼트렸다는 것과, 이렇게 짧은 기간에 개발된 백신의 효능을 믿을 수 없다는 것이 대표적인 음모론이다. 그러나 실제 긴급사용이 승인된 코로나19 백신 플랫폼들은 코로나19 대유행 이전에 이미 다양한 감염병을 모델로 임상 수준까지 연구가 진행되어 왔으며, 특히 메르스 코로나바이러스 백신으로 연구를 진행해 온 플랫폼들이다.

코로나바이러스에 대한 항원 디자인 정보를 가지고 있었고, 각 백신 플랫폼에 대한 안전성이 임상시험으로 검증되었기 때문에 임상 진행에 필수적이었던 독성 자료를 추가적으로 제출할 필요가 없었다. 또한 각국 정부와 국제기구에서 백신 개발을 앞당기기 위해 많은 연구비를 지원했고, 규제 당국은 신속한 심사를 진행했기 때문에 이렇게 빠른 시일 내에 백신 개발을 완료할 수 있었다. 더욱이 코로나19가 많이 발생한 지역에서 임상 3상 연구를 수행했기 때문에 신뢰할 수 있는 백신 효능 데이터를 확보했다. 따라서 백신의 효능에 대한 이러한 의문은 잘못된 것이다.

또 다른 왜곡된 음모론의 형태는 RNA 백신이 인간의 DNA를 변형시키거나, 안정적이지 않아 부작용이 크다거나, RNA 백신 투여 시 생체칩을 같이 삽입하여 인간을 통제하려고 한다는 것이다. 코로나19 RNA 백신은 항원만을 가진 mRNA 서열과 이것이 세포 내로 잘 통과하도록 지질나노입자로 감싼 형태여서 인간 유전자를 조작할 수 있는 기능이 전혀 없다. 또한 인체에 투여하여 인간을 통제할 수 있는 그 어떤 칩도 개발되었다는 보고가 없다.

이러한 음모론들은 단순히 왜곡된 정보를 전파하는 수준을 넘어 전 인류가 코로나19에 맞서 싸우는 상황에서 가장 효과적인 무기인 백신 사용에 대한 거부감을 유도해 전 세계 공중보건 위기 상황을 더욱 악화시킨다. 음모론이 확산되지 않도록 언론에서는 백신에 대한 과학적 정보를 전달하고 잘못된 정보가 유통되지 않도록 해야 한다. 개인들 역시 근거 없는 음모론에 현혹되지 말고 백신에 대한 막연한 불안감이나 공포를 갖는 일이 없도록 해야 한다.

백신이 특별한 점은 건강한 사람들을 대상으로 접종하는 것이기 때문에 더욱 철저한 안전성이 요구된다는 것이다. 안전성 문제의 핵심은 백신 자체에 대한 우려다. 백신에는 큰 효능이 없고 오히려 제조 과정에서 투입되는 방부제와 안정제에 의한 부작용이나 미지의 물질이 존재한다는 주장이다. 안정제는 포도상구균 등의 잡균 번식을 막기 위해 첨가하는 것으로 티메로살, 포름알데히드 등을 쓰는데, 티메로살에 수은이 포함되어 있다는 사실을 근거로 위험하다는 주장을 펴고 있다. 백신에 들어간 티메로살은 극미량이고 대부분 대변으로 빠져나가는 데다가 부작용과의 인과관계는 단 한 차례도 입증된 적이 없다.

또한 제약회사의 농간에 의한 수익사업에 이용당한다는 피해의식이 있다. 자기 아이들에게 예방접종을 하지 않았는데도 병에 걸리지 않고 잘 자란다면서 백신은 제약회사의 수익사업일 뿐이라고 폄하하며 음모론을 지지한다. 아이들의 건강을 지키기 위해서는 집단면역이 필수적이기 때문에 가능한 한 많은 사람들이 빠른 시일 내에 백신접종을 마쳐야 한다. 특히 면역장애가 있거나 장기이식을 받은 사람처럼 부득이 예방접종을 받을 수 없는 사람들로부터 감염병을 차단하여 보호할 수 있는 방법은 오로지 집단면역밖에 없다. 그런데 최근 우리나라에서도 한 한의사가 〈약 안 쓰고 아이 키우기〉(일명 '안아키')라는 사이트를 열어 백신접종 거부를 촉구하는 운동을 벌였고, 이에 상당수 부모들이 동조한 사건이 있었다. 이들의 무모하고 허무맹랑한 대응 방안들이 백신에 거부감을 느끼는 사람들에게 상당한 영향을 미치기도 한다. 백신접종 반대운동의 또 다른 이유는 자연감염에 의한 효과가 백신보다 탁월하다는 믿음이다. 물론 자연감염이 백신보다 더 좋은 효과를 낼 수도 있지만 감염에 의한 부작용과 이로 인해 초래되는 사회적 혼란을 고려하면 받아들일 수 없다.

백신반대운동은 일련의 패턴을 가지고 있다. 어떤 연구자가 백신접종 후 원인 모를 의료적 문제가 발생하면 백신과 관련시켜 백신접종의 부작용이라고 주장하는 데서 시작된다. 동일 연구자가 후속 보고를 통해 부적절한 결론으로 앞의 주장을 확인하는 과정이 뒤따르면 대중들은 더욱 현혹된다. 최근에는 DNA 및 RNA와 같은 유전정보 물질을 활용하여 백신을 개발하는 방법이 등장하면서 백신에 유전적 조작 물질을 넣어 인간을 조정하려는 음모가 있다는 루머까지 등장하고 있다. 각종 정보 매체가 만연한 현대의 정보화사회에 이르러 정보 팬데믹인 인포데믹infodemic의 영향이 더욱 빠르고 넓게 확산되어 통제가 어려운 실정이다.

베리칩 인간 개조

베리칩Verichip은 사람 몸에 이식하는 손톱보다 작은 마이크로 칩으로 베리피케이션Verification과 칩Chip을 합성한 말이다. 신원 정보 등을 확인하는 칩으로 미국 플로리다주의 ADSApplied Digital Solutions사에서 제조하여 2004년 FDA 승인을 받았다. 16자리로 구성된 메모리와 무선 송수신 장치로 구성되었으며, 자기장에 의해 전류가 흐르는 수동 RFID 장비로 아이들이나 치매 노인들의 위치를 확인하고 범죄자들을 추적하도록 설계되었다.

아직 인체 이식이 많이 이루어지지 않고 있지만 전용 스캐너를 통해 메모리에 저장된 각종 정보를 읽을 수 있기 때문에 애완동물이나 가축 관리에 이용률이 증가하고 있다. 베리칩이 수많은 음모론의 핵심 요소로 등장하면서 칩을 통해 자신이 감시받고 있다는 피해망상에 덧붙여, 무선 전파를 통해 인간이 조종당할 수 있다는 전혀 근거 없는 소문들이 난무하기 시작했다. 최근에는 일부 종파와 결합해 베리칩 음모론이 확산되고 있다.

백신의 정치적 악용

정치적인 목적으로 백신접종이 이용되어 불신을 조장하기도 했다. 미국 CIA는 오사마 빈 라덴과 가족들을 추적하기 위해 파키스

탄에 소아마비 백신을 접종하는 위장 백신접종소를 설치해 운영했다. 이러한 사실이 빈 라덴 사살 후 밝혀지면서 백신 시설들이 정치적인 의혹을 받게 되었다. 이후 이슬람 지도부나 탈레반 같은 호전적 정치세력들이 백신접종은 이슬람을 말살하는 정책이라고 간주하고 지역의 소아마비 백신접종을 중단시키는 사태가 벌어졌다. 그 결과, 파키스탄과 아프가니스탄은 소아마비가 세계에서 유일하게 풍토병화한 비극적인 지역이 되고 말았다.

코로나19 팬데믹 초기에 아스트라제네카 백신이 논란의 중심에 서게 된 것은 임상 3상 실험에서 미숙한 디자인으로 인한 효과 분석의 미흡함도 있었지만, 보리스 존슨 영국 수상이 아스트라제네카 백신접종을 대규모로 추진하는 과정에서 영국이 브렉시트Brexit 덕분에 백신을 우선적으로 사용할 수 있었다고 언급해 독일과 프랑스로부터 강한 반발을 사게 된 점도 계기가 되었다.

초기 백신반대운동

제너가 우두법Vaccination을 개발하기 전에 이미 인도와 중국에서 천연두 환자의 두창을 이용한 인두법Variolation이 전해져 왔다. 하지만 종교계는 신이 인간의 죄를 징벌하기 위해 내린 천연두를 막기 위한 인간의 모든 노력이 악마의 장난이라며 반대에 나섰다. 백신접종이 전 국민에게 의무적으로 강제되기 시작하자 반대운동도 더욱 거세어졌다.

영국에서는 1840년 인두법이 금지되고 접종을 의무가 아니라 자유의지에 따라 하도록 바뀌었다가 다시 제도적으로 의무화하는 법이 제정되는 우여곡절을 겪었다. 1898년 왕립백신접종위원회는 백신접종을 의무화하고 일부 면제를 인정하는 법을 발표했고, 이후 정치적으로 이용되면서 부침을 겪다가 1948년에야 비로소 안정되었다. 천연두 백신에 대한 거부운동은 20세기까지 지속되었다.

백신 음모론의 불씨, 자폐증

백신 반대론자들이 주장하는 대표적인 부작용 사건은 백신과 자폐증autism의 상관관계 논쟁이다. 백신과 자폐증 간에는 전혀 관련이 없다고 과학적으로 입증되었지만, 백신 음모론자들은 아직도 이에 대한 편견에 집착하고 있다. 영국의 앤드루 웨이크필드Andrew Wakefield 연구 팀이 자폐증 질환이 있는 12명의 소아를 조사한 결과 이들의 발병이 MMR(홍역, 볼거리, 풍진) 백신을 접종받은 직후였다는 논문을 1998년 의학 전문지《란셋》에 발표하면서부터 논쟁이 시작됐다. 후속 조사 연구에서 백신과 자폐증 간에 어떤 상관관계도 없음이 밝혀졌고, 발표자가 백신 제조 회사를 대상으로 법적 문제를 제기한 소송인에게서 연구비를 지원받은 사실이 확인되어 이 논문은 학술지에서 결국 철회되었고, 발표자의 의사 면허가 취소되기까지 했다.

하지만 이 사건으로 어린아이를 둔 부모들은 MMR 백신에 대해 불안감을 가지게 되었고, 영국의 MMR 백신접종률이 80%까지 격감하고 만다. 이후 백신과 자폐증에 대한 수많은 후속 연구에서 여러 차례 연관성이 없다고 확인되었지만, 일단 대중에게 퍼진 백신에 대한 부정적 편견은 쉽게 사라지지 않고 아직도 후유증으로 남아 있다.

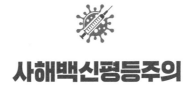

사해백신평등주의

백신여권

백신여권은 팬데믹 확산을 국가별로 미연에 방지하기 위해 해외에서 들어오는 모든 여행자들에게 해당 질환에 대한 백신접종을 의무화하여 여권에 접종이 명시된 자들만 입국을 허용하는 제도다. 백신여권 제도에 앞서 감염병에 면역이 있음을 입증하는 면역여권immunity passport 제도가 있었다. WHO는 특정 질환의 백신접종을 입증하는 국제백신접종 증서인 황색카드International Certificate of Vaccination, Carte Jaune를 공식적으로 발급했다. 19세기부터 황열병 예방접종을 미국에서 의무화했고 전 세계 모든 국가로 확대되었다.

기타 특정 감염병에 대한 접종을 국가에 따라 의무적으로 요구한 바가 있다.

코로나19 대유행으로 영국과 독일 등 유럽 국가들이 전면적인 검사와 방역 활동에 들어가면서 면역이 확인된 사람에게만 관련 증명서를 발급하고 국내외 이동의 자유를 보장하는 코로나 백신여권 제도를 도입했다. 2021년 1월부터 세계 최초로 백신접종 증명서 발급을 시작한 아이슬란드에 이어 중국, 이스라엘, EU, 국제항공운송협회IATA 등 주요국 정부와 항공 여행 관련 단체들이 유사한 증명서 발급을 추진하고 있다. 이러한 시도는 팬데믹 확산을 방지하고 경제적 피해를 사전에 줄이려는 고육지책이다. 백신여권 제도는 모든 국가에 해당 백신의 보급이 원만하게 이루어진다면 큰 문제가 없으며 규제에 대한 거부감도 심각하지 않다.

백신 국수주의

백신은 복합적인 생물학적 제제이기 때문에 화학적 약품과 달리 진정한 원천 백신은 거의 없다. 백신에 대한 특허는 대부분 제조 방법과 과정에 관한 것이며, 따라서 백신 최종 산물에 대한 특허 보호가 강력하지 못하다. 대부분의 백신은 그 제조 과정에 특허가 걸려 있기 때문에 저개발국가에서는 이를 회피할 수 있는 연구개발과 전문 인력이 없고 경제적 지원이나 시설도 부족하여 백신 생산이 더욱 어렵다. 백신 개발에 관한 지적재산권 등록은 저개발국가에서는 백신 개발뿐 아니라 백신의 생산과 보급에 모두 장애요인이 되고 있다.

최근 코로나19 사태에서도 세계적으로 백신 공급이 크게 부족하다 보니 현재 허가받은 백신들에 대한 특허를 일정 기간 보류하여 다른 저개발국가에서도 사용할 수 있도록 해야 한다는 여론이 비등하다. 국제무역기구WTO와 미국을 비롯한 일부 국가들에서 정책적인 논의를 하고 있지만 해당 제약회사들과 일부 국가에서 크게 반발하고 있어 백신의 지적재산권 면제가 실현될 가능성은 희박하다. 백신이 대형 제약회사를 중심으로 개발되는 과정에서 미국, 영국, 일본 및 EU와 같은 선진 경제 대국들이 아직 개발 중인 백신들마저 대부분 입도선매해서 경제력이 낮은 저개발국가들은 백신을 적시에 공급받는 것이 거의 불가능하게 되었다. 백신을 직접 조제하는 선진국들에서 자국 내 수요를 충족하고자 수출을 규제하여 다른 국가들의 백신 확보를 원천 봉쇄하는 백신 국수주의가 횡행하고 있는 것이다.

백신 공급 불평등

《21세기 자본》을 저술한 프랑스의 토마 피케티Thomas Piketty가 코로나19를 치명적인 불평등을 드러낸 위기라고 표현한 바와 같이, 경제적 약소국들은 코로나19 무방비 상태에 놓이는 불상사가 일어났다. 백신이 평등하게 보급되지 못하면 인구 이동이나 해외여행을 통해 피해 지역이 확대되면서 팬데믹이 제어된 지역에도 재감염이 일어날 수밖에 없기 때문에 백신이 전 세계적으로 고루 보급되는 정책이 최우선적으로 추진되어야 한다.

특히 에이즈가 창궐한 지역에서 코로나19 팬데믹이 확산되면 면역결핍 환자의 체내에서 발생한 변이가 더욱 쉽게 정착되어 새로운 변이종을 생성하기 때문에 심각한 문제를 일으킬 수 있다. 최근 에이즈가 만연한 남아공에서 발생한 오미크론 변이도 그런 사례 중 하나로 지목되며, 이러한 변이종은 기존 감염이 통제되고 있는 지역에서 돌파감염을 일으킨다. 따라서 인류 모두에게 고루 백신을 공급하는 사해백신평등주의cosmovaccinism가 적극적으로 추진되어야만 한다.

팬데믹 극복을 위한
국제기구와 활동

백신 개발에는 경제적인 문제가 중요하다. 특히 가난한 나라에서 흔하게 발생하는 많은 감염병은 백신을 통해 대부분 예방할 수 있다. 그러나 대형 제약회사나 국제적인 바이오 기업들은 경제적 수익성의 한계 때문에 백신 개발에 적극적이지 않으며, 일단 개발한 백신들은 대부분 고가로 판매되어 저개발국가에서는 국민들에게 접종할 엄두를 낼 수 없다. 백신 개발은 임상시험의 규모도 크고 시간이 오래 걸릴 뿐만 아니라, 만일에 발생할 부작용에 따른 손해배상 등의 문제가 크기 때문에 지금까지 개발된 대부분의 백신은 결국 정부나 대학, 연구기관과 같은 비영리기관의 전폭적인 지원하에 이루어졌다. 따라서 위생 환경이 열악한 저개발국가에

만연하는 콜레라, 장티푸스, 이질 같은 감염병에 의한 인명 손실을 예방하는 일도 쉽게 이루어질 수 없게 되었다.

이러한 상황에서 저개발국가에 백신을 저가에 공급할 수 있도록 새롭게 개발하여 보급하자는 취지에서 유엔 산하의 국제백신연구소IVI가 대한민국에 설립되었다. 또한 인류 사회에 새롭게 닥쳐올 신종 감염병, 특히 바이러스성 팬데믹을 사전에 예방하기 위해 민관 또는 자선단체들의 후원하에 선제적으로 백신을 개발해 두어야 한다는 취지에서 국제기구인 감염병대비혁신연합CEPI이 설립되었다. 최근의 코로나19 팬데믹에 대응해서는 경제 부국들의 백신 독점을 막고 약소국도 코로나19 백신을 고루 접종하여 전 인류의 건강을 지키자는 의미에서 코백스COVAX Facility와 코로나19극복방안촉진단ACT-Accelerator이라는 국제적 연대기구가 여러 자선단체들과 각국 정부의 참여로 구성되었다. 이런 노력은 모든 인류가 인종적·경제적 차별을 받지 않고 백신을 접종할 수 있도록 하자는 사해백신평등주의 운동의 일환이며, 인류가 추구해온 만민 평등사회를 구축하기 위한 과정이다.

국제백신연구소

유엔 산하의 유엔개발계획UNDP이 1990년대 초반에 개발도상국 어린이들의 후진국형 감염병에 의한 사망률을 낮추기 위해 백신의 연구개발, 생산 방법 개량, 백신 도입의 교육 및 규제 강화 등을 총괄하기 위한 국제적 연구기관이 필요하다는 판단하에 이러한 문제가 심각하게 발생하는 아시아·태평양 지역에 이를 우선적으로 설립하고자 했다.

이에 당시 서울대학교 총장 조완규 교수와 연구처장 박상대 교수 주도하에 대한민국이 중국, 인도 등의 경쟁국을 물리치고 유치에 성공하여, 현재 서울대학교 연구공원 내에 1997년 5월 유엔 회원국 중 27개국과 WHO가 서명하여 빈협약하의 국제기관으로 설립되었다. 이후 1998년 9월에는 대한민국 정부와 국제백신연구소 간 본부 협정을 체결했고, 국회 비준을 거쳐 명실상부한 독립기관이 되었다. 이는 유엔 산하 국제기관 본부가 대한민국 내에 위치한 최초이자 유일한 국제기구가 되었다. 현재는 38개 회원국에, 19개국에서 170여 명의 임직원이 참여하고 있다. 조직은 사무총장 산하에 연구개발부, 백신 임상개발·보급역학부, 재무운영부가 있다.

국제백신연구소는 개발도상국 주민들에게 필요한 백신을 발굴하고 개발한다. 혁신적으로 감염성 질환을 퇴치하는 신종 개량 백신을 개발하고, 임상시험을 지원하며, 개도국에의 보급을 지원한다. 또한 백신 연구와 생산기술을 위한 훈련 및 기술적 원조를 제공하고, 이를 위해 세계 각국의 백신 제조업체, 국가 감독기관과 협력

사업을 추진한다.

주요 실적으로는 국제백신연구소가 세계 최초로 저가 경구용 콜레라 백신을 개발하여 인도의 샨타바이오텍과 한국의 유바이오로직스에 기술 이전하여 WHO로부터 평가 인정을 받았고, 이미 전 세계에 6천만 도스 이상을 공급한 사례가 있다. 특히 국내 기업인 유바이오로직스는 WHO의 콜레라 백신 비축분의 80% 이상을 공급하고 있다.

유아에게 접종 가능한 장티푸스 백신을 개발했다. 유아에게도 안전하게 접종할 수 있는 차세대 장티푸스 다당-단백질 접합 백신을 개발하여 SK바이오사이언스에 기술 이전했고, 현재 임상 1, 2, 3상을 모두 성공적으로 완료하여 상용화를 앞두고 있다.

세계 20여 개국에서 현장 연구 프로그램을 추진하고 있다. 아시아·아프리카 20여 개국에서 백신접종, 임상시험, 감염병 부담 연구, 백신 효과 입증 프로젝트를 수행하면서 저개발국가들의 백신 도입정책을 지원해 왔다. 이에 따라 네팔, 모잠비크, 에티오피아, 말라위, 피지 등에서 콜레라 백신과 장티푸스 백신접종 사업을 추진하고 있다.

개발도상국의 백신 예방접종 역량을 강화하고 있다. 개도국 중심으로 국제백신연구소 백신학 과정을 개설하여 전문가 육성 프로그램을 진행하고, 국가 면역 기술 자문기구 설치를 지원한다.

백신 기술이전을 통해 국내 백신 산업 발전 가속화 및 글로벌화를 지원한다. 한국 기업과의 백신 개발 공동 연구 및 기술이전, 해외 임상시험 및 WHO 사전적격성인증PQ 획득 지원을 통해 국내외 기업(SK바이오사이언스, 유바이오로직스, 제넥신, LG화학, 녹십자, 진원생명과학, 바라트바이오텍, GSK, GAS, PAI, 이노비오, 이노백스, 클로버, 스마젠 등)의 백신 산업화를 지원하고 있다.

개발도상국의 유행 감염병(콜레라, 장티푸스, 이질, 비장티푸스형 살모넬라, 주혈흡충증, A군 연쇄상구균) 및 세계적 유행 우려 감염병(코로나19, 메르스, 치쿤구니야, 뎅기열), 그리고 기타 위험 질환(A형 간염, 아데노55바이러스, 결핵, 일본뇌염)을 대상으로 한 백신 개발 연구를 선도한다.

최근 코로나19 팬데믹에서는 코로나19 백신 지원 사업을 하고 있다. 코로나19 백신 개발을 지원하기 위해 백신 효능 평가 시스템을 구축하여 제넥신, 스마젠, 제노포커스, 유바이오로직스, GI이노베이션과 백신 및 면역증강제를 개발하며, 코로나19 백신의 국제 임상 파트너로서 이노비오사의 백신과 CEPI가 후원하는 중국의 클로버사 백신 임상시험을 지원하고 있다.

국제백신연구소의 운영을 위해서는 대한민국 정부, 빌앤드멀린다게이츠재단BMGF, 스웨덴 정부, 인도 정부, 독일 정부, 웰컴트러스트재단, 플레밍 헌드, 그리고 국제백신연구소 한국후원회가 재정적 지원을 하고 있으며, 코로나19 팬데믹 이후에는 수많은 국내외 기관으로부터 지원금과 연구비가 추가되어 규모가 확대되었다. 예산

규모도 2010년대에는 연 2천만 달러 정도였지만, 2020년부터는 연 4천만 달러 이상으로 증액되었다.

국제백신연구소는 백신 개발 및 보급과 관련된 모든 영역의 사업을 시행하고 있기 때문에 여타의 세계 보건기관들과는 차별화되어 있다. WHO는 백신의 전 세계적 보급을 관장하고 있으며, CEPI는 신종 감염병 대비 백신 개발 연구비를 지원한다. 또한 세계백신면역연합GAVI은 개도국의 백신 구매를 지원하고, 국제기금Global Fund 은 HIV, 결핵, 말라리아에 특화해 대응하기 위한 인프라정책의 예산을 지원한다. 유니테이드Unitaid는 HIV, 결핵, 말라리아의 치료제 구매를 지원하는 기관이다.

감염병대비혁신연합

감염병대비혁신연합CEPI은 WHO가 발표한 미래 팬데믹 가능성이 있을 것으로 예기되는 '우선적 질환 청사진blueprint priority diseases'에 포함된 메르스바이러스, 사스코로나바이러스-2, 니파바이러스, 라사열바이러스, 리프트밸리열바이러스, 치쿤구니야바이러스를 비롯해, 미지의 병원체인 'Disease X'를 대상으로 백신을 사전에 개발하려는 목적으로 조직되었다. CEPI는 2015년 제안되어 2017년 다보스 세계경제포럼에서 정식으로 발족했으며, 빌앤드멀린다게이츠재단, 웰컴트러스트, 노르웨이, 일본, 독일, EU, 인도와 영국이 참여하여 초기에 4억 6천만 달러(한화 약 5천억 원)를 조성했다.

CEPI의 설립 구상은 2016년 다보스포럼에서 서아프리카의 에볼라바이러스에 대한 백신 개발과 보급을 논의하는 과정에서 정립되었다. 이러한 노력의 결실로 결성된 CEPI는 코로나19 사태에서도 백신 개발을 지원하는 가장 중요한 기관으로 활약하고 있다. 특히 CEPI의 중요한 후원자인 빌 게이츠는 10년이 걸리는 백신 개발을 1년으로 단축하도록 CEPI가 최선을 다해야 한다고 주장했다. 실제로 CEPI가 초기 목표로 설정한 팬데믹 가능성이 있는 6개 주요 질환은 메르스, 라사열, 니파, 에볼라, 마르부르크병, 그리고 지카바이러스이지만 코로나19 사태에서는 코로나바이러스에 대한 백신 개발에도 적극적으로 동참하고 있다.

CEPI의 궁극적 목표는 팬데믹 발생 시 최우선적으로 저개발국가에 저렴한 가격으로 백신을 공급하는 것이다. 팬데믹은 위생 환경이 열악한 후진국을 중심으로 집중적으로 발생하기 때문에 저렴한 백신 개발은 필수적이 될 수밖에 없으며, 기존 특허의 백신을 저개발국가 주민들에게 원활하게 공급하는 일은 의료계의 오랜 꿈이었다. 특히 2013~2016년 기간에 에볼라바이러스가 발생했을 때 문제가 심각하게 제기되었고, 이러한 위기가 되풀이되지 않도록 하자는 의견이 모아졌다. 재정적으로 막대한 비용을 지원하지만 상업적 목적의 이용을 배제하기 위해 백신 지원금 수혜 기관은 백신 개발 자료를 공유해야 하고, CEPI 또한 특허나 재산권을 요구하지 않으며 추후 백신 생산을 지원할 수 있는 권한을 가질 뿐이다. 해당 수혜 기관은 1년 내에 임상 결과를 숨김없이 명확하게 공식적 채널로 발표하도록 요구받고 있다. 하지만 대형 제약회사들은 이러한 CEPI의 정책을 그대로 따르기를 거부하고 있는 실정이다.

2018년 12월 CEPI는 백신 플랫폼 개발을 우선적으로 지원했다. 이에 따라 '자가증식 RNA 백신 플랫폼' 개발에 840만 달러, 바이러스 백신 신속 개발 기술에 1,060만 달러를 지원했고, 2019년 2월에는 RNA 프린터 원형 개발에 3,400만 달러를 지원하여 라사열바이러스, 황열병, 광견병바이러스, 마르부르크바이러스 등을 포함해 미지의 바이러스에 대해서도 신속하게 대응할 수 있도록 했다. 나아가 라사열, 니파, 치쿤구니야, 리프트밸리바이러스 등 특정 백신 개발을 위해서도 선제적 투자를 하고 있다.

2020년 1월, CEPI는 코로나19 사스코로나바이러스-2에 대응하는 백신 개발을 위해 모더나사, 이노비오사, 퀸스랜드대학은 물론, 기존 지원 기관인 큐어백에도 추가 지원하면서 임상시험을 조기에 달성할 수 있도록 독려했다. 2020년 3월에는 추가로 노바백스와 옥스퍼드대학에 지원했다. CEPI는 코로나19 백신 개발에 거의 1억 달러를 후원했다.

세계백신면역연합

세계백신면역연합Global Alliance for Vaccines and Immunization, GAVI은 치명적인 감염병에 대해 개발도상국의 백신 접근성을 높이기 위해 2000년에 공적·사적 연대에 의해 설립된 국제기구다. GAVI의 파트너로는 WHO, 유니세프, 세계은행, 글로벌 제약회사, 시민단체, 빌앤드멀린다게이츠재단, 그리고 각국 정부가 참여하고 있다. 이 단체는 현재 세계 어린이 절반가량의 면역을 지원하고, 세계 최빈국을 위해 더 나은 가격을 협상하며, 제조사들이 시장에서 직면하는 상업적 위험을 제거하도록 돕는다. 의료 시스템을 강화하고 개발도상국의 의료 인력을 양성하기 위한 자금도 제공한다. 현재까지 GAVI는 8억 2천만 명 이상의 어린이에게 접종하여 세계적으로 1,400만 명 이상의 생명을 구하고, 73개 개발도상국 소아의 사망률을 절감하는 데 크게 기여했다. GAVI는 다음 세대를 보호하고 저개발국을 돕는 혁신적인 방법을 개발하기 위한 지원도 한다.

코백스

코백스퍼실리티COVAX Facility는 WHO, 감염병대비혁신연합, 세계백신면역연합이 운영하는 국제 백신 공동 구매 및 배분을 위한 국제 프로젝트다. 백신 제조업체는 물론 유니세프, 세계은행과 다양한 민간기구가 참여하고 있다. 이 프로젝트는 특히 코로나19 백신을 확보하기 힘든 개발도상국을 포함해 전 세계 국가에 코로나19 백신을 공정하게 배분하려는 목적으로 설립됐다. 코백스는 코로나19 백신을 자체적으로 확보할 수 있는 국가들은 물론 경제적으로 부담스러운 국가들까지 포함해 192개국이 참여함으로써 전 세계 인구의 3분의 2가 활용하고 있다.

코백스는 2021년 말까지 전 세계 인구 20%에 코로나19 백신을 균등하게 공급하는 것을 목표로 한다. 감염병대비혁신연합은 주도적으로 코백스를 지원하여 적어도 3종 이상의 안전하고 효율적인 백신 개발과, 2021년 말까지 20억 도스를 생산하는 것을 목표로 한다. 이들은 백신 보급을 지원하는 국제적 재정 후원 기구인 세계백신면역연합이 운영하는 AMCAdvance Market Commitment를 통해 백신 보급을 지원한다. 단, 코로나19 백신 보급은 WHO 면역정책자문단Strategic Advisory Group of Experts on Immunization의 자문에 따른다.

코백스 참여국들은 선입금을 내고 백신 개발 비용을 확보한 다음 제약회사와 선구매 계약을 체결한다. 예를 들면, 참여국들은 도스당 3.5달러를 내고 백신 종류를 선택하거나, 1.6달러만 내고 백신 종류를 선택하지 않는 방식으로 계약한다. 실제로 대형 제약회사들이 백신을 개발하여 상업적으로 판매하게 되면 일반적으로 도스당 가격이 30~40달러에 이르기 때문에 이를 해결하기 위해 국제 자선기금이 활용된 것이다. 개발이 완료되면 각국은 참여 비율에 따라 백신을 공급받게 되는데, 이때는 선입금을 제외한 금액을 추가로 지불하면 된다. 그러나 이 단계에서 감염병대비혁신연합이 절대적인 후원금을 제공하기 때문에 개도국들이 부담하는 선입금은 상대적으로 크게 낮아진다.

코로나19극복방안촉진단

코로나19극복방안촉진단The Access to COVID-19 Tools Accelerator, ACT-Accelerator은 코로나19의 진단, 치료, 백신의 개발과 생산, 그리고 공평한 활용을 위해 조직된 새로운 국제 협력 단체다. G20 지도자들의 요청에 따라 WHO, EU, 프랑스, 빌앤드멀린다게이츠재단이 협력하여 2020년 4월에 설립했다. ACT-Accelerator는 의사결정 기구가 아니며, 기존 국제기구들이 코로나19 팬데믹을 효율적으로 극복할 수 있도록 협력 증진을 도모하는 기관이다. 진단제, 치료제, 백신 개발을 촉진하고, 이들의 균등한 배분과 생산량 증대와 의료 시스템 연계를 도모하며, 이를 통해 조기에 팬데믹을 종식시키고 사회를 정상적으로 복원하는 데 주목적이 있다.

5장

코로나19 팬데믹과
장수사회의 미래

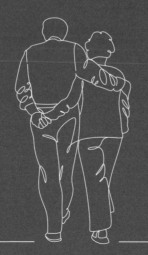

백세인 미스터리와
노화 해법의 부상

작금의 코로나19 팬데믹은 정치적·사회적 격변을 불러오고 있을 뿐 아니라, 의학적으로도 많은 숙제를 던지고 있다. 특히 초고령사회로 진입하고 있는 선진 국가들에서는 유례없이 높은 고령자 치사율이 엄청난 파문을 일으키고 있다. 2019년 겨울 중국 우한에서 발생한 괴질이 코로나19로 확인되면서 《란셋》에 처음 발표된 논문에서 노년층의 치사율이 압도적으로 높다는 것이 보고된 이래, 미국의 질병통제본부CDC에서도 이를 확인했다. CDC의 보고서는 85세 이상의 고령층 치사율이 10~27%이며, 65~84세는 3~11%, 55~64세는 1~3%, 20~54세는 1% 미만, 19세 이하는 치사율이 제로라고 밝혀 코로나19의 연령 특이적 현상을 강조했다. 이후 여러 나라에서도 비슷한 결과들이 확인되면서 코로나19가 고령사회에 심각한 경종을 울리고 있다.

노인의 의학적 한계

노인에게 문제되는 의학적 속성 중 중요한 것은 활동성과 이동성, 인지능력 저하와 질병에 대한 저항력인 면역기능의 감소다.

활동성은 신체의 팔다리를 사용하여 이동하고 움직이는 제반 활동을 말하는데, 일반적으로 노인의 활동성은 감소되어 있다. 하지만 활동성은 개인의 건강 상태 개선과 신체적 단련 노력을 통해 얼마든지 증진할 수 있다. 노인 활동성의 회복과 증진을 위해서는 개인의 능동적 신체 단련이 기본이며, 필요한 경우에는 과학기술을 활용하여 신체의 각 조직을 보조, 증강, 복원, 대체, 치환하는 다각적인 방안들을 적용하여 보완할 수 있다. 근골격계의 기능뿐 아니라 시각, 청각 등의 감각기능을 지원하는 생체기능 보조기구들이 경쟁적으로 나오고 있다. 또한 노인의 의료적 문제이면서 사회적으로도 큰 문제인 이동성 저하를 해결하기 위해 보행을 지원하는 이동 지원 시스템이 다양하게 개발되고 있고, 최근에는 자율주행 자동차까지 등장하여 원하는 장소에 필요한 때에 마음대로 갈 수 있도록 노인의 이동성 강화에 크게 기여하고 있다.

인지능력은 고령화되면서 신경세포 숫자가 줄어들고 신경성 퇴행으로 인해 전반적으로 저하된다. 기억을 저장하거나 동원하고 판단하는 일들이 어려워지면서 치매가 발생하고, 신경조직 손상이 회복되지 못하여 파킨슨병과 같은 퇴행성 신경질환들이 증가하고 있다. 치매의 극복은 엄청난 노력과 투자에도 불구하고 아직 뚜렷한 성과를 얻지 못하고 있다. 노인의 인지능력 변화는 당장 생명에 직접적 영향을 미치지는 않지만 인지적 결손에 의한 인성 파괴는 개인의 문제일 뿐 아니라 가족과 사회를 피폐하게 만드는 원인이다. 이와 같이 노화 과정에서 초래되는 활동성과 인지능력 저하는 생명의 질적 상태인 삶의 질을 결정하는 중요 요인이기 때문에 보다 나은 삶을 위해서는 반드시 해결하고 넘어가야 할 문제다.

면역능력은 코로나19 사태에서 치사율이 노년층과 청년층 간에 현격한 차이가 있다는 점에서 새롭게 심각한 문제로 부상했다. 생체보호 시스템은 위해요인에 따라 차별적으로 진화되어 왔다. 살아가는 과정에서 접하게 되는 환경적·물리화학적 위해는 일시적이며 그 강도도 제한적이기 때문에 이를 극복하기 위해 생체는 구조적·생리적으로 다양한 방어체계를 구현하여 항존성을 유지하도록 진화해 왔다. 반면, 생물학적 위해요인인 박테리아나 바이러스는 숙주인 생명체 내에 들어가서 체강이나 세포 내에서 분열·증식하여 다른 개체로 확대·전파될 수 있다는 점에서 위해성이 더욱 심각하다. 지속적인 변이를 통해 대응해 가는 생물종 간 생존경쟁의 혈투를 무한히 지속할 수밖에 없다. 이러한 피해를 받지 않기 위해 생체는 방어를 위한 면역기능을 총체적인 협력을 통해 수행해야 한다. 그러나 고령인의 경우 신체 전 부위에 퇴행성 변화가 일어나고 있기 때문에 생물학적 위해에 대한 면역적 대응 능력이 청년들에 비해 취약할 수밖에 없다.

소아와 노인의 면역력 차이

신생아는 병원체가 침투한 경험이 없기에 산모로부터 전해받은 몇 가지 층위의 수동적 면역에 의존한다. 모체에서 공급한 항체로 형성되는 면역은 아기 스스로가 형성하지 않은 것이란 점에서 수동면역이라고 불린다. 임신 기간 동안 모체는 탯줄을 통해 IgG와 같은 항체를 태아에 공급함으로써 신생아는 산모가 가진 높은 수치의 항체를 보유하게 된다. 초유를 비롯한 모유에는 신생아에 박테리아가 침입하는 것을 막기 위한 항체가 함유되어 있다. 하지만 아기는 면역기억이 형성되어 있지 않기 때문에 일정 기간이 지나면 수동면역은 사라진다.

늙어가면서 노인의 면역능력이 저하되는 가장 큰 이유는 면역세포의 패턴이 크게 변화하기 때문이다. 새로운 병원균이 등장할 때마다 병원균을 인지하고 항체를 만들도록 지시하는 면역세포는 미감작 T세포다. 그런데 미감작 T세포를 공급하는 흉선은 사춘기를 지나면서 가장 빨리 퇴화되는 장기다. 그 결과 새로운 병원균이 등장했을 때 대항할 미감작 T세포가 노인에게는 제대로 공급되지 못하여 가장 기초적인 면역 시스템이 원만하게 작동하지 못한다. 따라서 흉선의 기능 회복을 유도하거나 장기 자체를 복원하는 일이 중요하지만 아직은 미완의 숙제다. 이처럼 노인은 획득면역인 항체의 생성 기전이 저하되어 있기 때문에 보상적으로 선천면역 반응이 강화되고 있다. 그 결과 선천면역의 일환인 염증반응 유도가 대응적으로 강하게 작동하고, 노화가 되면 염증 친화성 사이토카인 분비가 증가하여 전신의 염증 상태를 유지한다. 이를 염증노화 inflammaging라고 한다.

노년층과 영유아의 백신 목표는 서로 다르다. 영유아는 개인의 감염병 발병 예방 및 지역사회 감염병 유행의 완전한 차단을 목표로 하지만, 노년층은 감염병의 발병 예방 효과는 낮아도 중증도 병증 발생 감소, 합병증 감소, 입원 및 사망 감소 효과를 통해 최종적으로 사회적 비용 절감을 목표로 한다. 폐렴구균 다당류 백신의 경우, 일반 성인은 접종 2~3주 후에 80% 이상의 항체 형성률을 보이며, 노인은 항체 형성률은 저하되지만 패혈증은 60% 이상 예방하는 것으로 확인되었다. 또한 1997년 우리나라의 인플루엔자 국가 예방접종이 시작된 이래 65세 이상 고령자의 백신접종률이 꾸준히 증가하면서 현재 80%를 넘어선 상태다.

대상포진도 노년층에서 필수적으로 백신을 접종해야 하는 질환

중 하나다. 대상포진은 미국에서 매년 약 100만 명의 환자가 발생하며 환자의 약 60%가 50세 이상이다. 노년층에서 대상포진 발병이 증가하는 이유는 수두-대상포진바이러스에 대한 세포성 면역반응이 연령 증가에 따라 점차 저하되기 때문인데, 백신접종을 통해 대상포진과 그에 따른 합병증을 감소시키고 있다. 노년층의 대상포진 백신접종은 대상포진과 관련한 급성통증 및 합병증에 의한 신경통을 예방하여 노년층의 삶의 질을 향상시키는 데에도 크게 이바지했다.

백세인 미스터리

117세로 세계 2위의 최고령자인 프랑스의 앙드레(본명 루실 랑동 Lucile Randon) 수녀가 코로나19에 걸렸지만 회복됐다는 뉴스로 사람들에게 감동과 위안을 주었다. 이어서 세계 곳곳에서 '백세인'들이 코로나19를 극복했다는 뉴스가 들려오기 시작했다. 2020년 9월 말 통계에서도 미국에서 코로나에 걸린 백세인 60명 중 사망자는 단 3명에 불과하여 백세인의 코로나19 치사율이 5%라는 보고가 나왔다. 이 보고서를 통해 90대 초고령자의 코로나19 사망률이 80대의 20%와 대조적으로 11.4%로 낮고, 백세인의 치사율도 유의미하게 낮다는 것이 확인되면서 학계가 특별한 관심을 가지게 되었다. 일본에서도 팬데믹 기간 중 백세인의 숫자가 예년보다 오히려 크게 증가했음을 보고하여, 코로나 팬데믹에서 특별히 높은 생존 능력을 보여주는 백세인의 특성에 대한 관심이 높아지고 있다.

2021년 7월 말 도쿄에서 열린 국제백세인학술대회International Centenarian Consortium, ICC에서 팬데믹 상황의 백세인에 대한 매우 의미 있는 논문들이 발표되었다. 코로나19 때문에 국제학술대회도 모두 줌zoom으로 인터넷상에서 개최되어 생소하기는 했지만, 우리나라도 전남대학교 노화과학연구소 팀이 참가하여 대표 장수 지역인 '구곡순담(구례·곡성·순창·담양)'의 백세인 건강 상태와 가족관계를 주제로 2편의 논문을 발표했다. 학술대회에서 발표된 많은 논문 중에서 특별히 주목을 받은 것은 저명한 인구학자인 미셸 풀랭Michel Poulain 팀이 발표한 벨기에의 코로나19 팬데믹 사망률 조사 결과다.

벨기에는 코로나19 팬데믹으로 치명적인 타격을 받아 2020년도 사망률이 평년보다 80대 이상 연령대에서 20% 이상 증가했는데, 놀랍게도 백세인은 오히려 사망률이 0.95배로 감소했다. 백세인이 80~90대보다 코로나19 회복 능력이 더 강하다는 의외의 사실이 구체적으로 보고된 것이다. 또한 백세인의 사망 요인에 대한 비교 조사에서도 몇 가지 흥미로운 결과가 도출됐다. 우선, 교육 효과로서 고등교육을 받은 백세인의 코로나19 사망률은 교육을 제대로 받지 못한 백세인에 비해 0.859배로 낮았으며, 자가 건강 인지도가 높은 집단의 사망률도 인지도가 낮은 집단보다 유의미하게 낮았다. 백세인의 결혼 여부는 사망률 차이에 영향을 주지 않았다. 나아가 요양원에서 10년 이상 장기 거주한 백세인은 일반 백세인에 비해 사망률이 1.357배로 높았다.

일반적인 경우에도 교육 효과는 백세인의 건강 장수에 미치는 영향이 크다. 교육은 가장 대표적인 후천적 장수 요인으로 개개인의 경제 상태, 생활습관, 거주 환경, 건강 관리 등의 모든 요소를 결정하는 중요한 변수이기 때문이다. 아울러 자신의 건강에 대해 잘 인지하고 생활하는 백세인들의 사망률이 낮다는 사실은 그만큼 평소 일상생활을 건실하게 유지하는 것이 중요하다는 점을 부각시켰다. 양로원 장기 거주 백세인의 높은 치사율은 코로나19 팬데믹으로 노출된 밀집 시설의 문제점과 더불어, 가족들과의 격리에 의한 고독과 불안 스트레스가 요인이 된 것으로 추정되고 있다.

그러나 정작 큰 미스터리는 왜 전반적으로 백세인의 코로나19 치사율이 더 젊은 일반 고령인들보다 낮은가 하는 의문이다. 노인이 되어 나이가 들수록 생체기능이 저하되고 생체보호 능력도 동시에 낮아지는 것으로 평가되는데, 백세인의 코로나19 저항력은 의외의 시사점을 던지고 있는 것이다. 이를 설명하기 위해 우선 사회적 요인으로 백세인이 다른 일반 고령자들보다 좀 더 집중 관리와 보호를 받고 있기 때문에 코로나19에 대한 노출이 상대적으로 적었을 것이고, 조기에 치료에 임할 수 있었을 것이라는 개연성이 거론된다. 또한 이들은 20세기 들어 최악의 팬데믹이었던 스페인 독감을 겪었고, 제1, 2차 세계대전의 간난신고를 이겨냈기 때문에 이들의 면역능력이 남다를 것이라는 추론도 제기되고 있다. 그러나 이러한 추론들은 어디까지나 가설에 불과하고 백세인의 높은 코로나19 생존능력은 생물학적·의학적 미스터리로 대두하고 있다.

학술적으로는 백세인을 3가지 유형으로 구분한다. 첫째 생존자survivor군이다. 여러 가지 질병에 걸리고도 회복하여 장수에 이른 사람들로 치병장수治病長壽군이다. 둘째는 지연자delayer군이다. 치명적인 질병들이 생애 최종 단계에 극히 늦게 나타나는 사람들로 극병장수克病長壽군이다. 셋째는 회피자escaper군이다. 질병에 걸리지 않고 장수한 사람들로 일반적으로 꿈꾸는 무병장수無病長壽군이다. 백세인 조사에서 어렵지 않게 이들의 장수 패턴을 구분할 수는 있지만 그 요인 분석은 쉽지 않다. 환경적 요인과 개개인의 생활 패턴이 거론되고 있으며, 가장 크게 주목받는 요인은 역시 유전적 특성으로 예상되지만 그 실체는 아직도 베일에 싸여 있다. 하지만 코로나19 팬데믹에서 백세인이 80대의 고령자들과 구별되는 특별한 생존능력을 보여준 사실은 미스터리의 미궁을 벗어날 지름길을 제시하는 듯하여 백세 건강 장수의 비밀을 풀 수 있는 기대가 크다.

백세인 중 아무리 나이가 들어도 질병에 걸리지 않는 이상적인 무병장수를 이룬 회피자는 기대만큼 흔하지 않다. 다만, 건강하게 오래 살다가 가능한 한 아주 늦게 질환에 걸리는 지연자의 경우가 일반적으로 보이는 백세인의 모습이다. 그러나 어떤 질환에 걸리더라도 이를 극복하고 이겨내어 다시 정상으로 회복하는 생존자야말로 바로 인류가 지향해야 하는 모습이다. 오래 살다 보면 여러 가지 사건에 휘말리고 다양한 질환에 걸리기 마련인데, 이러한 모든 간난신고를 극복하고 살아남는 것이 바로 인간의 진정한 모습이며, 인간다운 거룩함을 가지게 되는 까닭이다. 이러한 의미에서 코로나19 사태에서 보여준 백세인의 강인한 생존 미스터리는 인간 생명의 존엄성을 되새기게 한다.

코로나19가 촉발한 노화 해법

코로나19의 고령 특이 현상은 노화 연구자들의 관심을 끌었고 그 요인을 규명하기 위한 연구가 촉발되었다. 나아가 노화와 코로나19 중증도와의 상관관계를 규명하기 위한 노력들도 병행적으로 추진되었다. 이 과정에서 개인의 연령에 따른 단순한 시간적 노화보다 생리적 기능으로 평가한 생물학적 노화와의 상관성이 높게 제기되면서 다양한 바이오 노화 지표를 활용한 코로나19의 중증도 전환을 평가하게 되었다.

단순한 시간적 연령과 달리 생물학적 연령의 지표로 주로 거론되는 항목은 후성유전학 시계epigenetic clock, 텔로미어 길이, 유전 전사체 지표, 혈중 단백질체 지표, 대사체 지표, 복합적 바이오 지표 등이 있다. 다양한 생물학적 지표들과 코로나19 중증도와의 비교 분석은 코로나19의 감염과 치사율에 대한 설명뿐만 아니라 노화현상을 궁극적으로 분석하고 이를 제어하는 방안을 강구하는 데 기여할 것으로 기대되고 있다.

개체가 고령화되면 체내 노화세포의 빈도가 증가한다. 노화세포는 증식하지 못하지만 다양한 노화연관분비형질Senescence Associated Secretary Phenotype, SASP 인자들을 분비한다. TGF-beta, MMPS, IL-6, IL-8 및 IFNs 등을 통해 조직 재생이나 항존성을 유지하고 면역감시를 한다. 정상 개체의 노화세포들은 한시적으로 작동하나 노화 개체에서는 양적 증가와 더불어 장기간 작동하여 만성적으로 노화연관분비형질 인자를 분비하여 다양한 조직의 기능 저하와 손상을 초래한다. 특히 바이러스에 감염된 세포에는 병원체연관분자패턴수용체PAMPR 시스템이 가동되어 항바이러스성 염증성 인자와 인터페론 분비가 증가하면서 조직에 조기 노화를 유도한다. 이 과정에서 세포노화는 생체보호 기전으로 작동하여 항바이러스 작용을 하기도 한다. 사스코로나바이러스-2의 감염은 이들 각종 염증성 인자와 케모카인을 방출시켜 사이토카인 폭풍을 야기하기도 한다.

노화에 따른 면역기능의 저하 요인으로는 개체의 만성염증 증가와 비효율적인 항바이러스 반응을 고려하지 않을 수 없다. 기본적으로 미감작 T세포의 부족, 효과적인 세포 기능 결여, 림프구 증식 결여, 최종 분화 기억림프구 증가, 호중구 증가 및 사이토카인 생성 조절 결여 등이 문제다. 노화에 따라 무절제하게 생성되는 사이토카인은 악순환적으로 다양한 세포들의 노화를 촉진한다. 또한 노화가 되면 선천면역계와 후천면역계를 연계하는 수지상세포들이 감염 부위에서 림프절로 이동하는 것이 저하되어 면역반응을 위축시킨다. 또한 미감작 T세포를 공급하는 흉선이나 림프절의 세포들은 노화에 따라 염증이 증가하고 위축된다.

한편, 세포노화는 조직 손상의 직접적 요인이다. 사스코로나바이러스-2는 기관지의 2형 꽈리세포alveolar type 2 cell를 감염시켜 폐부종, 미세혈관 병증, 미만성 꽈리세포 손상을 야기한다. 손상이 치유되는 과정에서 섬유화나 재생 손상이 일어나면 후유증이 발생한다. 노화 개체는 기본적으로 만성폐쇄성폐질환COPD이나 특발성폐섬유화IPF를 상당수 지니고 있어 폐 손상이 가속화될 수 있다. 그 결과 고령층은 폐뿐만 아니라 내부 장기, 신장, 뇌 등에 다양한 만성질환을 가지게 된다. 따라서 코로나19는 노년층에 심각한 양상의 병변을 초래한다. 그중 대표적인 병변은 미세혈관 이상과 투과성의 변화다. 미세혈관에 비정상적인 혈액응고와 혈전이 증가한다. 이러한 미세혈관의 변화는 노화는 물론 당뇨, 비만, 고혈압 등에 의해 일어나며 결과적으로 코로나19의 중증도에 관여하고 있다.

노화세포는 혈액응고를 유도하는 혈소판 응집 인자들인 PAI-

1, 트롬복산thromboxane A2, vWF 등의 분비는 촉진하는 반면, 응집을 막아주는 내피 산화질소 신티아제eNOS, 프로스타사이클린prostacyclin, 트롬보모듈린thrombomodulin 등의 분비는 억제한다. 노화된 개체의 혈관 내피세포들은 세포막 결합 부위가 느슨해지고 투과 제어 기능이 손상되어 조직 항존성 조절이 미흡해진다. 더욱이 사스코로나바이러스-2와 혈관 내피세포 ACE-2 수용체와의 결합은 세포노화를 유도하여 혈관 기능부전을 가속화한다. 이러한 현상은 폐뿐만 아니라 심장, 간, 뇌 등의 모든 조직에서 발생하여 코로나19의 병변을 다변화하고 있다.

코로나19 중증화의 유전적 및 후성유전적 요인

코로나19 중증도 전환이 연령, 성별 및 기저질환 유무에 따라 크게 차이가 있다는 보고가 나오면서 중증도 전환과 유전적 특성과의 상관관계가 주목받게 되었다. 실제로 사스코로나바이러스-2에 대한 표적 세포의 수용체로 ACE2와 DPP4Dipeptidyl Protease 4, CD26가 지목됐다. ACE2는 세포 증식을 억제하고 DPP4 역시 노화세포 표면에 존재하는 노화의 지표로 이들 모두 세포노화 현상과 관련이 있다. 이 중 사스코로나바이러스-2의 스파이크단백질과 결합하여 바이러스의 체내 침입을 이끄는 수용체인 ACE2가 특별하게 주목받고 있다. ACEAngiotensin-1 Converting Enzyme는 생리적으로 혈압을 조정하는 레닌-앤지오텐신 시스템Renin-Angiotensin System, RAS의 구성원이다. ACE 유전자는 287-bp Alu 인자의 삽입(I)과 결손(D)에 따라 분류된다. ACE/ACE2의 비율이 혈관 수축과 팽창을 결정하여 조직 손상, 재생, 혈전, 섬유화를 일으키고, 코로나19 중증도와 연관되기 때문에 ACE2의 D/D 대립형질과 I/I 대립형질의 빈도는 코로나19 발생과 치사율에 영향을 미친다. 특히 D/D 대립형질 빈도가 높은 유럽 지역이 아시아 지역보다 코로나19의 확산과 치사율이 높다고 지적되고 있다.

ACE2는 RAS의 주요 성분으로 앤지오텐신 1과 2를 앤지오텐신 1-9와 1-7 펩티드로 분해하는데, 사스코로나바이러스-2 감염으로 인해 발현이 억제되어 결국 염증을 유도한다. ACE2는 거의 모든 생체 조직에서 다양한 수준으로 발현하며, 폐 꽈리세포에서는 S단백질을 프라이밍priming하는 TMPRSS2(막결합 단백질 분해효소)와 공존하여 감염을 촉진한다. 특히 ACE2 유전자의 발현은 연령, 성별, 인종, 체질량지수에 영향을 받는다. 연령이 적을수록 ACE2 발현이 적어지기 때문에 소아 확진자가 적은 이유가 일부 설명된다.

또한 ACE2나 TMPRSS2의 발현이 안드로겐 수용체의 영향을 받기 때문에 남성 위험도가 높으며, 남성이 여성보다 코로나19 치사율이 높은 이유도 설명한다. 한편, 스파이크단백질이 함유한 염기성 S1/S2 부위를 절단하는 퓨린furin(PCSK3)은 사스코로나바이러스-2의 활성화에 결정적 역할을 하기 때문에 코로나19 치료 목적의 약물 개발에 중요한 표적이 되고 있다. 이처럼 사스코로나바이러스-2-ACE2-TMPRSS2-퓨린으로 연결되는 축은 코로나19 감염에서 중증화를 결정하는 핵심 요인으로 작동하고 있다.

코로나19의 중증도 전환과 개체의 선천면역 시스템과의 연관성도 주목받고 있다. 특히 각종 인터페론IFN, 인터류킨IL, 톨유사수용체TLRs 등의 역할이 주목받고 있다. 인터페론 중에서 제1형은 사스나 메르스 활성화에 중요하다. 인터류킨 중에서는 IL-6가 코로나19로 증가하여 사이토카인 폭풍의 원인이 되고 있다. 또한 바이러스를 인지하는 패턴인식수용체인 톨유사수용체 중에서 TLR3, 7, 8 등이 각각 이중나선 또는 단쇄바이러스 RNA를 인지하여 제1형 인터페론 반응을 촉발한다.

또한 인체 백혈구 항원HLA, ABO 혈액형, 염색체 3p21.31과 9q34.2 부위가 코로나19 감염에 유전적으로 관여한다. 유전적 다양성이 큰 인체 백혈구 항원은 1, 2, 3 클래스가 있으며 T세포에 항원 펩티드를 전달하는 초기 면역반응에서 매우 중요하다. 따라서 이들과 사스코로나바이러스-2 펩티드와의 결합력 차이가 면역반응 유도에 영향을 줄 수 있다. 염색체 3p21.31는 C-X-C 모티프를 가진 케모카인과 수용체(CXCL-16과 CXCR6)를 함유하고 있다. 한편, 염색체 9q34.2 부위는 ABO 혈액형을 결정한다. 코로나19 감염이 혈액형에 따라 차이가 있으며, A형은 O형보다 위험도가 높다. 또한 APOE 유전자군도 코로나19 중증도와 관련 있다.

APOE4는 동맥경화, 치매, 심혈관질환과 이미 깊은 연관이 알려져 있다. 코로나19도 사스코로나바이러스-2가 세포 내로 침입하려면 세포막의 콜레스테롤 환경이 중요하기 때문에 감염에 영향을 줄 것으로 추정된다.

코로나19 중증도와 텔로미어 길이의 상관관계는 자가면역질환자나 바이러스성 질환자들의 백혈구 텔로미어 길이가 대조군에 비해 짧아져 있으며, 텔로미어가 짧을수록 입원율이 증가한다는 선행 보고들을 통해 이미 예측되고 있었다. 사스코로나바이러스-2에 감염되어 초래하는 면역반응이 T세포 증식을 왕성하게 유도하여 텔로미어 길이가 줄어든 것으로 보인다. 실제로 텔로미어 길이의 축소는 코로나19 중증도와 높은 상관관계가 있음이 보고되었다.

후성유전학적으로는 인터페론 신호계 유전체, ACE2 유전체, X 염색체 불활화를 회피한 면역 관련 유전자군 등이 연관되어 있다고 알려졌다. 예를 들면, 흑인의 비강 상피세포 ACE2 유전자 저메칠화hypomethylation 상태가 코로나19 감염을 증가시키며, ACE2 유전자가 X 염색체에 위치하고 있기 때문에 X 염색체 불활화는 코로나19 감염에 큰 영향을 줄 수 있다. 특히 X 염색체에 위치하는 패턴인식수용체들(DDX3X, TLR7, TLR8)과, TLR 신호 조절자(IRAK1, NEMO)와 면역 관련 유전자군(CD40L, CXCR3, CXorf21, FOXP3, IL3RA, TMEM187)이 코로나19 감염의 민감도와 중증도 전환에 관여할 것으로 보고 있다.

코로나19 중증도와 노화의 깊은 연관성이 밝혀지면서 구체적으로 개체의 노화를 조절하면 중증화 전환을 제어할 수 있을 것으로 기대된다. 따라서 노화 제어 인자와 노화세포 제거 인자인 제노제senolytics를 사용한 코로나19 감염 패턴이 분석되었다. 말라리아 치료제인 클로로퀸Chloroquine과 그 유도체인 하이드록시클로로퀸Hydroxy-Chloroquine은 노화세포의 리소좀을 알칼리화하여 노화 지표인 SA-베타 갈락토시다제를 감소시키고, 역시 노화 지표인 IL-6의 분비를 억제한다고 알려졌다. 아지트로마이신Azithromycin이나 록시트로마이신Roxythromycin도 제노제로 알려져 있으며 조직의 섬유화를 억제하고 IL-1 베타, IL-6와 같은 노화 분비 인자를 감소시키는 것으로 밝혀졌다. 노화 제어제로 주목받고 있는 라파마이신Rapamycin이 HIV-1 바이러스 증식을 억제하고, 독시사이클린Doxycycline도 뎅기열바이러스 증식을 억제하는 동시에 노화 지표인 IL-6 분비를 억제하여 항노화 효과를 보인다. 또한 제노제로 알려진 퀘세틴Quercetin은 슈퍼컴퓨터로 분자구조를 결정하여 바이러스와 ACE2 결합을 억제할 수 있다고 제안되었다.

이와 같은 노화 제어 인자 또는 노화세포 제거 인자들을 활용해 코로나19 감염과 중증화에 관한 연구가 촉발되어, 전 임상시험에서 노인의 급성 호흡 곤란 촉발을 감소시키고 사이토카인 폭풍을 예방하는 등의 상당히 의미 있는 결과를 얻었고, 그중 일부는 임상시험에 들어가 있다. 이러한 성과는 결국 노인의 면역능력 저하에 따른 감염질환 증가를 제어할 수 있는 방안을 제시하고 있어 미래 사회의 노인 건강에 청신호를 던지고 있다.

생활 패턴 개선과 면역능력 증진

코로나19의 또 다른 특징은 사망자의 95% 이상이 기저질환을 가지고 있다는 점이다. 기저질환으로는 고혈압을 비롯해 심혈관질환, 당뇨, 폐질환, 고도비만, 암, 정신질환 등이 거론되고 있다. 이들 기저질환은 대부분 생활습관 질환으로 분류되는 대사증후군과 연계되어 있다. 나이가 들면서 생활이 나태해지고 풍요로워지면서 발생하는 비만, 고혈압, 당뇨, 만성 폐질환과 같은 질환들은 적절한 운동과 건강한 식생활, 그리고 철저한 금연을 통해 얼마든지 예방하고 개선할 수 있다. 이러한 측면에서 코로나19 사태는 초고령사회를 맞는 시점에 나이 든 사람들에게 생활습관을 적극적으로 개선하라는 엄중한 메시지가 아닐 수 없다.

코로나19 사태에서 백세인의 치사율이 낮다는 사실은 이들의 기저질환율이 낮다는 사실과도 크게 관련 있을 것으로 보인다. 60대 이상 노인의 당뇨병 이환율이 30% 정도일 때, 백세인은 3~5% 정도에 불과하다는 점도 이러한 가정을 가능케 하고 있다. 아무리 나이가 들어도 적극적인 생활습관 개선 노력을 하면 늙음이 어쩔 수 없는 숙명이 아니라 노화 관련 문제를 자발적인 노력으로 해결할 수 있으리라는 희망을 제시해 준다. 늙음이 죽음의 조건이 될 수 없고 늙으면 죽어야만 하는 것이 아니라, 진지한 개개인의 노력을 통해 늙음과 죽음의 연결고리를 끊을 수 있는 가능성을 찾아야 한다. 이번 코로나19와 같은 팬데믹에서 나이 든 사람들이 생존하는 방법은 우선 삶의 패턴을 적극적으로 개선하여 건강 상태를 유지하는 단순한 진리에 있다. 기저질환을 방지하기 위한 노력에 덧붙여, 특히 면역기능 증진과 관련된 생활습관과 환경에도 유의할 필요가 있다.

호르몬

호르몬은 면역의 민감성 조절과 깊은 관련이 있다. 여성 호르몬인 에스트로겐은 면역자극제 역할을 하며, 선천면역 반응에도 관여한다. 반면, 남성 호르몬인 테스토스테론은 면역억제 성향을 보인다. 이 외에도 프로락틴, 성장 호르몬, 칼시트리올 같은 호르몬들이 면역에 관여한다. 따라서 코로나19의 남성 치사율이 여성보다 높은 이유도 이러한 호르몬 차이에서 일부 기인한 것으로 볼 수 있다.

비타민

비타민 역시 면역기능 조절에 관계하고 있다. 특히 비타민D는 체내에서 호르몬 형태인 칼시트리올로 활성화된다. 칼시트리올은 T세포를 비롯하여 B세포, 대식세포, 수지상세포 등 다양한 면역세포의 비타민D 수용체와 결합하며, T세포를 활성화하여 생체방어 기능을 촉진한다. 자연살해세포의 활동을 돕고, 자가면역질환과 관련된 보조 T세포 1 및 보조 T세포 17의 면역반응도 억제한다. 특히 비타민D는 나이가 들면서 부족해지기 쉽기 때문에 노인의 경우 보충해 줄 필요가 있다. 또한 비타민D의 활성에 자외선이 필요하기 때문에 햇빛을 쬐며 운동을 하는 것이 좋다. 이 밖에도 비타민A와 비타민C, 그리고 아연이나 셀레늄 등이 면역반응에 기여한다고 알려져 있다.

영양

적정하고 균형 잡힌 영양은 면역에도 중요하다. 극심한 영양결핍 상태인 영양실조뿐 아니라 특정 영양 성분이 부족할 경우에도 면역력이 저하될 수 있다. 면역세포 역시 생체 세포이기 때문에 영양 공급을 필요로 하며, 특히 단백질 섭취가 부족하면 T세포 같은 면역세포 형성이 어렵게 된다. 비타민 역시 면역 유지에 필수적이다.

따라서 오랜 단식이나 금식 또는 과도한 소식은 면역능력 저하로 질병에 대한 취약성을 크게 떨어뜨린다. 반면, 영양 과잉도 면역에 악영향을 미치며, 비만은 과도한 염증반응을 일으킬 수 있다.

지방은 불포화지방산인 오메가3 지방산과 오메가6 지방산의 비율을 잘 조절하여 섭취해야 한다. 또한 영양가는 높지 않지만 식물성 알칼로이드의 항염증성, 항산화성, 항돌연변이성, 항균성 기능이 밝혀짐에 따라 식생활에서 육식과 채식의 균형을 지키는 것이 적극 권장되고 있다. 면역능력을 증진할 수 있는 복합다당체가 많이 함유된 채소와 버섯류의 섭취도 늘릴 필요가 있다.

장내세균

장내세균, 즉 미생물총에 대한 배려도 중요하다. 장내에 살고 있는 다양한 미생물총은 장내 면역세포를 자극하여 복잡한 면역반응을 촉발하기 때문에 유익한 반응을 보이는 균총을 유도하여 미생물과의 공생관계를 원활하게 유지해야 한다. 도시 지역 어린이들이 농촌 지역 어린이들보다 알레르기 또는 염증성 질환에 취약한 것도 미생물 균주에 따른 노출에 차이가 있기 때문이다. 따라서 건강한 미생물총을 유지하기 위해 유기농식품과 발효식품의 중요성이 강조되고 있다. 2003년 사스 사태 때 국제적으로 우리나라의 김치가 주목을 받은 것도 발효식품의 유익한 미생물총을 유지하는 것이 중요하다고 보았기 때문이다.

운동

　운동이 생체에 미치는 효과는 매우 다양하다. 면역능력도 마찬가지다. 적절한 양의 운동은 생체의 면역능력을 강화한다. 그러나 운동이 과다할 경우 오히려 면역능력이 손상되는 운동-면역 역설Exercise-Immunity Paradox 상태에 빠진다. 운동은 면역의 유전적 스위치를 조정하여 항염증반응이 원활하게 가동되도록 하며, 장내미생물총을 유익균 쪽으로 유도한다. 운동 시 근육에서 발생하는 활성산소는 각종 마이오카인myokine 분비를 유도하고, 인터류킨-6IL-6와 같은 염증신호는 면역조절 작용을 통해 원치 않은 염증을 제거하며, 근육 전구세포인 위성세포satellite cell를 활성화하여 근육 생성을 유도한다. 또한 지속적 운동은 인터류킨-7IL-7을 배출하여 흉선 위축을 막는 데 도움을 주어 신선한 T세포의 지속적 공급을 유도한다. 운동은 근육에서 BDNF와 같은 신경세포 생성 촉진인자를 발생시켜 치매를 방지하는 데도 기여한다고 보고되고 있다.

　그런데 고령화되면 활동 부족과 더불어 근감소증sarcopenia이 발생하여 낙상 위험이 증가하고 독립적 생활이 어려워지면서 면역기능도 약화되며 인지능력도 저하되어 결국 사망에 이르게 된다. 따라서 아무리 나이가 들더라도 근육 운동을 계속해야 면역능력을 유지할 수 있다. 건강 장수의 절대 조건인 온전한 면역기능의 유지를 위해서는 적절한 운동을 지속적으로 하되, 절대 심한 운동은 피하도록 한다. 특히 고령인은 운동과 휴식을 적절하게 안배하는 게 좋다.

스트레스

스트레스라는 용어는 1936년 헝가리의 한스 셀리에Hans Selye가 생체 내외의 온갖 변화 요인에 대한 신체의 비특이적인 반응을 표현하기 위해 제안했다. 인간의 몸과 마음에 변화를 초래하는 다양한 요인들은 생체에 도움이 되는 좋은 스트레스eustress와 문제를 일으키는 나쁜 스트레스distress로 구분되기도 한다.

스트레스의 반응 중추는 시상하부−뇌하수체−부신 축과 교감신경계다. 이 반응계가 위험을 감지하면 에피네프린을 방출하여 투쟁-회피 반응Fight or Flight Response을 일으켜 다량의 염증성 화학물질들이 혈액으로 들어와 면역계를 비상 경계 상태로 이끈다. 이때 코티솔이 방출되면서 면역반응을 제어하게 된다. 스트레스는 면역기능에도 크게 영향을 미치기 때문에 적절한 수준으로 유지하지 못하면 알레르기, 자가면역질환, 각종 질병의 감염을 높인다. 이러한 스트레스를 줄이기 위한 방안으로 명상, 호흡법, 삼림욕, 목욕 등을 권장하고 있다.

일중리듬

일중리듬은 일상생활에서 낮과 밤의 생체기능을 원활하게 유지하는 데 매우 중요하다. 생체리듬은 생체에 규칙성을 부여하고 이를 통해 모든 기능이 조절되기 때문이다. 일중리듬이 깨지거나 잠이 부족하게 되면 면역기능에도 해로운 결과가 초래된다. 수면 부족은 면역계의 활성화를 억제하고 항체 생성률도 떨어뜨린다. 인터류킨-1이나 종양괴사인자 알파와 같은 사이토카인 발생은 복잡한 되먹임feedback 경로에 의해 조절되며, 감염뿐만 아니라 렘수면에도 영향을 받는다. T세포 분화와 밀접하게 관련된 NFIL3Nuclear Factor Interleukin 3 단백질도 자연적 주기에 따른 밝기 변화와 그에 맞춘 규칙적인 수면을 취할 때 원활하게 합성된다.

수면 부족이나 충분하지 않은 휴식은 질병에 취약하게 만들며 심장질환이나 통증, 천식 등의 발병을 증가시킨다. 수면하는 동안 혈액 내 코르티솔, 아드레날린, 노에피네프린 같은 스트레스성 물질의 농도는 급격히 떨어지고 렙틴, 뇌하수체 성장호르몬, 프로락틴의 농도가 증가한다. 이러한 혈액 내 조성 변화는 면역 활성화를 촉진하기 때문에 수면 부족은 질병 치유에도 나쁜 영향을 준다. 잠이 부족하면 자연살해세포가 줄어들고, 자연살해세포와 세포독성 T세포의 활성화가 떨어진다. 또한 수면 부족은 염증 촉진 신호를 상승시켜 자가면역질환 위험이 높아지고 통증 대처 능력도 낮아진다. 따라서 일중리듬을 규칙적으로 유지하여 수면 시간을 잘 지키는 생활이 중요하다.

일중리듬의 조절 요인인 시간제어자zeitgeber로는 빛과 음식이 있다. 빛에 의한 리듬도 중요하지만 식사를 통한 영양공급 리듬도 그만큼 중요하다. 낮에는 밖에서 일정한 시간에 활동하고, 식사는 정해진 시간에 규칙적으로 해야 한다. 장수하는 분들의 생활 패턴에서 가장 공통적 특성으로 거론되는 것이 바로 수면 시간과 식사 시간이 매우 규칙적이며, 이와 같은 일중리듬을 평생 정확하게 유지해 왔다는 점이다.

거주환경

거주환경도 면역능력 유지에 중요하다. 면역능력 저하는 감염병의 치사율을 높이기 때문에 노인의 경우 바이러스에 노출되지 않도록 특히 조심하고 위생 관리도 철저하게 해야 한다. 코로나19 팬데믹에서 노인 치사율이 높은 또 다른 변수는 노화에 따른 폐기능의 저하다. 나이가 들면서 대부분의 장기 기능이 저하되지만 그중에서도 가장 빠르게, 그리고 심각하게 기능이 저하되는 장기는 폐다. 폐는 노화에 따라 섬유화가 진행되어 80대 이후에는 그 기능의 40% 이상이 이미 손상되며, 연령 증가에 따라 손상 정도가 더욱 심화된다. 폐기능이 저하되어 있기 때문에 약간의 염증만 있어도 연령 증가에 따라 그 폐해는 더욱 심각해질 수밖에 없다. 노인들이 자연사하는 경우도 폐기능 저하에 따른 폐렴이 사망의 주요인이다. 바이러스에 의해 폐 손상이 가속화되는 폐렴은 노인에게서 나타나는 면역능력 저하와 더불어 사망률을 크게 증가시키는 원인이 되고 있다. 이로써 코로나19로 노인 치사율이 아주 높아진 현상을 설명할 수 있다.

이러한 폐기능 저하를 방지하기 위해서는 심폐 운동을 평소에도 강화할 필요가 있다. 폐 손상을 초래하는 공기 오염이 없는 환경이 중요하며, 이를 악화시키는 흡연은 절대 금물이다. 일반적으로 알려진 장수 지역이 오염원과의 접촉이 낮고 청정한 자연식품을 즐길 수 있는, 단순한 평지가 아닌 언덕을 오르내리는 지역이라는 점을 주시할 필요가 있다. 맑은 공기를 마시고 자연 채소를 즐기며 심폐 운동이 생활화되어 있는 장수 지역 주민들의 생활습관이야말로 바로 수명을 보존하고 장수하는 길임을 시사한다.

장수사회의 생존보험, 백신의 미래

면역계의 역할은 외부 침입 병원체로부터 생체를 보호하고, 생체 내부에서 발생한 암과 같이 변형된 세포들을 감지하며, 이러한 침입자나 변형된 세포를 자기 세포에는 영향을 주지 않고 제거하는 것이다. 그런데 고령인이 되면 이 모든 과정의 기능이 저하된다. 따라서 자주 감염이 되고, 암도 많이 발생할 뿐 아니라 자기 인식능력도 떨어져서 결국 자가면역질환 발생이 늘어나게 된다. 이러한 상황에서 생체의 면역능력을 인위적으로 유도할 수 있는 방안이 바로 백신이다. 따라서 백신은 질병과의 투쟁에서 인류를 구할 수 있는 최고의 무기다.

백신의 본질은 질병을 일으키는 병원체에 대항하는 항체를 인위적으로 유도하는 것이다. 각종 감염병의 원인인 병원체를 대상으로 다양한 백신이 제조되어 왔다. 코로나19 팬데믹은 백신의 위상을 인류에게 보여주는 계기가 되었다. 역사적으로 백신은 천연두, 홍역, 풍진, 수두, 황열병, 소아마비, 디프테리아, 백일해, 장티푸스, 콜레라, 폐렴, 인플루엔자 등 다양한 질병에 대처해 왔다. 이러한 감염병들은 주로 집단생활을 하는 그룹이나 어린이들에게서 발생했지만, 백신 개발은 감염병의 확산을 방지하고 지역사회를 회복시키며 정상적 생활을 가능케 했다.

노인 백신의 문제점

코로나19로 인해 백신의 중요성이 커지고 위험군인 고령층에 백신접종이 강조되었지만, 노년층의 백신 효과가 문제되었다. 일반적으로 백신을 통한 면역 효과가 젊은 층에서는 65~80%인 반면, 노년층에서는 35~50%에 불과하기 때문에 노인의 백신 효과를 증진하기 위한 특별한 노력이 필요하다. 노년층의 백신 효과가 저하되는 요인과 이를 해결하는 방법을 살펴보도록 하자.

먼저 백신의 바이러스 항원이 정확해야 한다. 독감 백신의 경우, WHO는 매년 인플루엔자의 원인이 되는 4가지 바이러스(A/H3N2, A/H1N1, B/Victoria, B/Yamagata) 중 해당 연도에 유행할 것으로 예상되는 A형 바이러스와 B형 바이러스를 선정하여 통보한다. 국내에서는 WHO가 발표한 바이러스를 포함한 3가 백신을 권고하고 있다. 우리나라도 2009년 인플루엔자 대유행 이후 2가지 계통의 B형 바이러스가 절기마다 동시에 유행하는 양상을 보였다. 그런데 이러한 예상과 달리 항원이 다른 바이러스가 유행하게 되면 위험군인 노년층에게 아무리 백신을 접종해도 효과가 없게 마련이다.

다음으로 낮은 면역반응에 의한 백신 효과 저하를 방지해야 한다. 노인은 백신에 의한 항체 생성률도 저하되어 있지만, 면역기억 저하로 백신 효과가 유지되는 기간이 단축되기도 한다. 노인은 백신접종 전후 모두 7일 이내 항체를 생산하는 'B세포 수치'는 낮았지만, 체내 염증반응을 유도하는 '단핵구 수치'는 높았다. 결국 노인에게서 면역반응의 변화를 일으키는 기전이 백신에 의한 항체 유도 반응을 약화시키고 있는 것이다. 이는 노인에게 부스터샷이 더 필요한 이유가 된다.

면역증강제 백신 효과가 우수하다는 점에도 유의해야 한다. 스콸렌을 함유한 MF59를 면역증강제로 사용한 독감 백신이 노년층을 위한 인플루엔자 백신으로 사용되면서 기존 백신과 비교해 예방 효과가 25% 이상 높아졌다. 독감 백신은 기존 3가 백신 대신 2가지 계통의 B형 바이러스를 모두 포함한 4가 백신 또는 면역증강제 백신이 보다 좋은 효과를 보이고 있다. 4가 백신은 3가 백신과 비교해 대등한 면역원성을 보였으며, 국소 및 전신 이상반응 발생에도 큰 차이가 없었다. 면역증강제 백신도 강력한 면역반응을 유도하고 장기간 면역 효과를 유지하기 때문에 적절한 면역증강제가 필요하다. 특히 최근에는 패턴인식분자인 TLR5의 리간드인 플라젤린 flagellin을 활용하여 면역 효과를 증강시킨다고 보고되고 있다.

마지막으로 노인 맞춤 백신이 필요하다. 노인의 백신 효과를 증진시킬 수 있는 효율적이며 선택적인 방안을 강구해야 한다. 일반적으로 백신은 주로 청소년과 중년 성인을 대상으로 임상시험이 이루어지면서 일체형 개념인 '모든 사람에게 두루 맞는One-size-fit-all' 동일한 형태로 조제되는 한계가 있다. 면역반응이 낮은 신생아나 노년층의 면역을 위해서는 이를 보완한 백신을 추가로 개발해야 한다. 세계적으로 초고령화가 진행되면서 노인들을 위한 백신이 더욱 절실하게 요구되고 있다.

백신 효과 증진 방안

노인의 백신 효과를 높이기 위한 실천 방법으로는 부스팅, 백신 투여 시간 조절, 스트레스 완화, 증강제 사용, 운동 등 여러 가지가 있다. 백신 부스팅은 첫 번째 백신접종 이후 2차 또는 3차 추가 접종을 시행하는 방안이다. 코로나19 백신접종을 2회 권장하는 이유도 효과를 증진하기 위함이다. 최근에는 2회가 아닌 3회의 부스터 샷, 심지어 4회 부스터샷도 고려하고 있다.

백신 투여 시간은 남성의 경우 오전 투여군이 좀 더 좋은 효과를 보이고 있다. 인체의 일중리듬과 호르몬 패턴이 면역 효과에 영향을 미치기 때문이다. 또한 스트레스가 많은 상태에서 접종을 받으면 항체 생성률이 낮아진다고 보고되었다. 면역증강제의 사용은 접종 효과를 높이는 데 기여한다. 또한 지속적인 운동을 하는 대상자들에게서 높은 항체 생성률이 보고되어 노인에게도 운동이 권장되고 있다.

백신, 무병장수의 주춧돌

장수사회에 결정적 타격을 주는 것은 각종 감염성 질환뿐만이 아니라 고령층에서 만연하는 퇴행성 질환들이다. 암, 치매, 당뇨, 심혈관질환, 근골격 감소증과 같은 질환은 물론, 노화 현상 자체도 문제다. 이들은 감염병 같은 뚜렷한 병원체가 없고 근본적으로 생활습관에서 기인한 바가 크기 때문에 이에 대한 백신 개발은 엄두도 내지 못했다.

그러나 유전체 의학이 발전하고 최근 코로나19 팬데믹에 대응하기 위해 개발된 mRNA 백신이 성공하면서 유전적 특이성이 분명한 경우에는 선택적 백신 개발이 가능할 것으로 기대하게 되었다. 이런 노력을 통해 암, 알츠하이머병, 당뇨병, 근감소증 및 각종 유전성 질환뿐 아니라, 노화현상 자체도 백신이 개발된다면 미래 장수사회의 의료적 부담을 줄일 수 있을 것이다. 나아가 고령인의 삶의 질을 향상시키고 인류의 염원인 불로장생을 달성하는 데도 성과가 클 것으로 보인다.

암

다양한 암에서 각각 특정한 암유전자가 지적되어 왔기 때문에 이러한 특정 암유전자 발현을 제어하거나 해당 단백질 물질에 대한 선택적 백신 개발이 보다 분명하게 이뤄질 수 있다. 기존에 개발된 암 백신은 특정 암 항원을 표적으로 면역반응을 유도하는 방안에 집중되었다. 암을 예방하기 위한 암 백신은 암을 유발하는 바이러스를 표적으로 개발이 추진되어 왔다.

인유두종바이러스HPV를 표적으로 한 자궁경부암 백신, B형 또는 C형 간염바이러스를 표적으로 한 간암 백신 등이 개발되어 이미 활용되고 있으며, 위암 발병 요인인 헬리코박터Helicobacter Pylori에 대한 백신도 개발되고 있다. 또한 사람 T세포 림프종바이러스-1형HTLV-1에 의한 급성백혈병이나 사람 T세포 림프종바이러스-2형HTLV-2에 의한 에이즈를 예방하기 위한 백신 개발이 가속화되고 있다. 그러나 암 예방 목적으로 개발된 백신은 일부 발암성 바이러스를 대상으로 한 백신을 제외하고는 아직 극소수다. 최근

대장암, 흑색종, 전립선암 및 급성골수성백혈병AML을 대상으로도 mRNA 백신의 임상시험들이 진행되고 있어 머지않아 결과가 나올 것으로 기대된다.

최근에는 개인의 암 조직에 고유한 체세포돌연변이를 고용량 염기분석법으로 검색한 개인별 돌연변이체mutanome에서 환자 고유의 신종 항원결정기를 찾아 개인별 암 백신Personalized Neoepitope Cancer Vaccines 또는 맞춤 백신Designer's Vaccine을 개발하려는 노력이 있다. 예를 들면, 만성림프성백혈병 환자의 림프구 특이항체를 유도하는 백신을 처치하여 개인별 맞춤 치료를 할 수 있을 것으로 기대하고 있다. 치료 목적의 암 백신으로는 전립선암의 경우 전립선특이항원PSA을 표적으로 유전자를 변형하여 백신을 만들면 PSA 분비 암세포를 제거할 수 있고, 치유가 어려운 만성골수백혈병은 원인인 BCR-ABL 융합단백질을 제거하는 것으로 알려진 특이항체를 유도하는 유전자 백신을 투여해 암을 제거할 것으로 기대된다. 유방암은 지금까지 HER2/neu를 표적으로 허셉틴Herceptin이라는 항체약을 사용했지만, 생체 내에 특이항체가 생성되도록 유도하면 효과를 얻을 것으로 기대하고 있다.

이와 같이 백신은 단순히 예방이 아니라 치료 목적으로도 확대되어 사용할 수 있다. 이러한 목적으로 재조합 복합 암항원 칵테일, 복합 미생물, 암 용해 바이러스, 암세포 특발성 항체, DNA 등을 활용한 보편적 면역 방법과 자가혈액, 자가항원, 세포 이식 방법을 사용한 개인별 면역 유도 방법이 다양하게 개발되고 있다. 또한 항암효과를 보이는 비특이적 면역강화제로 박테리아, 진균 유래 BCG를 비롯하여 다양한 다당체가 활용되고 있다. 특히 PD-1/PD-L1 경로 같은 면역관문억제제immune check point inhibitor와 관련한 암 백신 개발이 추진되고 있다. 암 치료 목적으로 다양한 면역요법이 개발되어 실제 임상에 이용되고 있지만 공식적으로 인정되고 있는 면역 치료법은 제한적이며 국가마다 허가 조건이 다르다. 최근 코로나19 백신에 활용된 mRNA 백신 개발 기법은 암유전자를 대상으로 한 암 백신 개발 분야의 기술적인 측면에서 획기적 전환점을 이룰 수 있을 것으로 기대하고 있다.

알츠하이머병

릴리, 화이자, 머크, 바이오젠, 로쉬 등 거의 모든 대형 제약회사들이 심혈을 기울여온 알츠하이머병 백신의 임상시험 실패 소식은 이 분야를 암울하게 했다. 처음 알츠하이머병을 백신으로 퇴치할 수 있으리라는 가능성이 제안되었을 때, 모든 학자들이 엄청난 기대를 했기 때문에 그 실망은 더욱 클 수밖에 없었다. 대부분 알츠하이머병의 핵심 문제인 노인반senile plaque을 없애기 위해 베타아밀로이드를 주 표적으로 백신 개발을 시도했지만 성공하지 못했다. 백신으로 유도한 항체가 베타아밀로이드를 제거하는 것은 확인했지만, 올리고머 형태는 물론 생리적 기능을 가진 모노머까지 제거하는 문제점이 발견되어 난항을 겪고 있다.

최근에는 타우tau 단백질로 표적을 바꾸어 새롭게 연구개발이 추진되고 있다. 타우는 신경섬유매듭neurofibrillary tangles을 형성하는 데 관여하는 것으로 밝혀졌으며, 알츠하이머 환자와 정상인 타우의 구조적 차이가 발견되었다. 병적인 타우는 특정 부위가 노출되어 타우 분자들끼리 상호 결합하여 신경세포들을 집적하는 반면, 정상 타우는 그 부위가 노출되어 있지 않아 집적 타우 부위를 표적으로 한 선택적 백신 개발이 가능할 것으로 제안되었다. 물론 알츠하이머병의 원인은 베타아밀로이드나 타우만으로는 설명할 수 없고 산화적 손상, 신경 염증, 신경 감염 등 여러 가지 요인들이 있기 때문에 보다 폭넓은 연구가 필요하다.

동맥경화, 트라코마, 불임증, 자궁외임신

동맥경화, 트라코마, 불임증, 그리고 자궁외임신과 클라미디아Chlamydia 간의 상관성이 보고되면서 이에 대한 백신이 연구되고 있다. 또한 자가면역질환인 류머티즘성 관절염이나 다발성경화증, 또는 당뇨병을 예방하기 위해 면역관용을 증진하는 방안들이 개발되고 있다. 나아가서 흡연이나 마약과 같은 중독을 해결하기 위한 백신도 강구되고 있다.

노화

노화를 제어하는 백신 개발은 장수사회에서 가장 큰 기대를 모으는 꿈의 주제다. 노화를 예방하거나 제어하는 백신은 그동안 사실 엄두를 내지 못했는데, 최근 개체에서 노화된 세포들을 선택적으로 제거하면 젊음을 회복할 수 있다는 제노제 개념이 등장하면서 선택적 항노화 백신 개발도 가능할 것으로 기대되고 있다. 코로나19 사태를 겪으며 노인 특이적 치명률을 해결하려는 여정에서 밝혀진, 개체의 노화를 제어하면 감염과 중증화를 제어할 수 있다는 사실로 인해 더욱 기대되고 있다.

또한 최근 젊은 쥐와 늙은 쥐의 병체결합parabiosis 실험에서 늙은 쥐가 젊어지고 젊은 쥐가 늙어지는 현상이 발견되었고, 그 요인으로 이들 개체의 순환계를 통해 상대에게 영향을 주는 젊음유지인자 또는 노화유지인자 들의 존재가 제안되면서 이들의 활성을 증진하거나 제어하는 백신 개발이 가능할 것으로 기대되고 있다. 특히 늙은 개체의 순환계에 들어 있는 노화유지인자의 생성이나 활성을 억제하는 백신 개발을 우선 목표로 할 수 있다.

또한 노화세포에서 분비하는 노화연관분비형질SASP 인자들을 표적으로 한 백신도 가능하다. 노화세포의 형태와 복원을 유도하는 실험에서 밝혀진 리소좀이나 미토콘드리아의 활성을 촉진하는 백신 개발도 기대해 볼 수 있다. 고전적인 관점에서 불가피하고 비가역적인 현상이라고 여겨졌던 노화현상이 이제는 가역적이고 적응적인 변화라는 개념으로 바뀌면서 노화를 제어하는 여러 가지 물리화학적 자극과 더불어 백신 같은 생물학적 노화 제어 유도 방안이 활발하게 거론되고 있는 것이다.

미래 백신의 방향

미래 장수사회의 백신은 다양한 측면에서 현재의 형태와는 차원이 달라질 수 있다. 우선 접종 방식의 다양화다. 투여 방식이 피하 또는 근육 주사 형태가 아니고, 피부에 패치 형태로 접착하거나 에어졸 형태로 코로 분무하는 방식, 또는 알약이나 유전자조작을 통한 식물로 백신을 생산하여 입으로 먹는 방식 등이 개발될 수 있다. 특히 유전자조작 식물을 활용한 백신 개발이 크게 기대되고 있다. 담배, 토마토, 바나나, 감자 등이 이러한 백신의 바이오리액터로 지목되어 연구되고 있으며, 일부 성공 사례가 나오고 있다.

나아가 미래 사회 백신의 이상적인 모습은 만능 백신universal vaccine의 개발이다. 코로나바이러스의 경우 사스, 메르스, 사스코로나바이러스-2 등 모든 코로나바이러스 아종에 대해 보편적 면역을 유도하는 백신이라든가, 독감의 경우 모든 인플루엔자바이러스 아종과 변이종에 대한 보편적 백신 개발이 기대되고 있다. 또한 일반적인 병원체들에 대해 모두 가능하지는 않더라도 변이가 자주 일어나는 병원체는 근원적인 항원을 디자인하여 백신을 제조할 수도 있다. 더욱이 생체는 외부 바이러스나 균주에 대해 패턴 인식과 같은 보편적 인식 체계를 갖추고 있기 때문에 이러한 내재적 장치를 극대화하여 생체를 포괄적으로 보호하는 방안이 강구될 것으로 기대된다.

또한 유전체 의학의 발전으로 생명현상을 조절하고 질병을 일으키는 메커니즘이 규명되면 해당 인자를 표적으로 한 백신 개발이 가능해질 것이다. 특히 개인별 유전적 특성에 따른 맞춤 백신이 미래의 방향이다. 따라서 원인이 병원체가 아니어서 적절한 제어 방법이 없었던 각종 퇴행성질환과 암은 물론, 노화까지 지연시키거나 예방하는 방안이 개발될 것이다. 특히 코로나19 사태로 확인된 DNA 백신과 mRNA 백신의 효용성은 기술적 측면에서 이 분야 백신 개발의 기폭제가 될 것으로 보인다.

팬데믹이 일깨운
장수사회의 해법

　인류 역사에서 대재앙은 늘 기아, 전쟁, 감염병으로 인해 발생했다. 그중 기아와 전쟁은 눈에 보이는 원인에 의해 초래된 것이지만, 감염병은 눈에 보이지 않는 요인으로 일어나기 때문에 인간에게 미치는 공포가 훨씬 클 수밖에 없었고 불안을 조장하여 결국 정치체제와 사회제도를 붕괴시켰다. 사회를 마비시키고 공포를 조장한 감염병에 대응하기 위해 인류는 일찍부터 추방과 사회적 격리를 실시했다. 나병, 결핵에 대한 격리는 수천 년 이어져 왔고, 페스트 유행 기간에는 입항하는 선박을 연안에서 40일간 정박시키는 검역이 시작되었다.

　사회적 차단에서 인위적 방역으로 발전한 것은 천연두에 대한 우두접종이 효시로 이는 백신이라는 개념으로 발전했다. 점차 감염병의 원인이 박테리아나 바이러스 같은 병원체임이 확인되면서 천연두, 소아마비, 홍역, 디프테리아, 황열병, 장티푸스, 콜레라 등에 대한 수십 종의 백신이 개발·보급되어 인류를 감염병으로부터 보호하고 수명을 연장하는 데 기여했다. 지역사회가 굳이 감염되지 않더라도 백신으로 집단면역을 형성하는 노력이 빛을 보아 인류에게 큰 재앙이었던 천연두와 소아마비가 사실상 지구상에서 박멸되기에 이르렀다. 최근 코로나19 감염 확진자가 전 세계에서 5억 명을 돌파하고 사망자가 600만 명에 이르는 등 인류에게 엄청난 위협이 되는 상황에서도 가장 주목받고 있는 해결책은 역시 신속한 백신 개발이다.

문명은 인간에게 병원체와 싸울 힘도 주었지만 동시에 병원체를 세계 곳곳으로 퍼뜨릴 기회도 확대시켰다. 유럽의 감염병은 범선을 타고 신대륙을 정복했고, 아프리카의 에이즈는 항공기를 타고 전 세계로 전파됐다. 문명은 역사상 유례없이 크고 밀집된 감염병의 온상인 거대 도시를 만들어냈다. 전 세계의 도시화 비율은 날로 증가하고 있으며, 앞으로 2050년에는 세계 인구의 75%가 도시에 살게 될 것으로 전망된다. 하지만 인구 증가, 자원 부족, 환경오염 등으로 도시인구 중 상당수가 적절한 의료 및 보건 혜택을 볼 수 없는 슬럼 상태의 생활을 하게 될 것이다.

이러한 상황에서 기존 백신이나 항생제가 듣지 않고 막강한 감염력과 살상력을 갖춘 킬러 바이러스가 갑자기 출몰하게 되면 인류 전체에 대재앙이 될 수밖에 없다. 최근 코로나19 팬데믹도 문명과 세계화라는 추세가 감염병과의 투쟁에서 얼마나 취약하며, 단시간 내에 얼마나 빠르게 바이러스가 인류를 공격할 수 있는지 보여주고 있다. 인류와 병원체는 생존을 위한 끊임없는 시소게임을 해왔으며, 아마도 이 같은 게임은 둘 중 하나가 지구라는 무대에서 퇴장하기 전까지 계속될 것이다.

인류의 미래, 팬데믹과의 전쟁

인류는 다양한 감염병에 대해 병원균을 발견하고 치료 방법을 개발했을 뿐 아니라, 백신 공급으로 감염병 확산을 사전에 예방하여 비약적인 수명 연장을 이룰 수 있었다. 20세기 들어 인간의 수명이 단 1세기 만에 30년 이상 증가된 주요 요인으로 환경·생태적으로는 상하수도 시스템에 의한 위생 관리와 전기 공급을 통해 거주 공간과 식품의 안전을 꾀하고, 의학적 성과에 의한 질병 치료와 백신을 통한 예방에 성공한 것을 들 수 있다. 인류는 이제 수많은 감염성 질병의 고통으로부터 해방되어 간다고 자부했으며, 미래 질환으로 비감염성인 대사성 비만, 고혈압, 당뇨, 암, 퇴행성 뇌질환 등의 피해를 더 심각하게 고민하게 되었다.

하지만 인간의 생태 환경과 식생활 패턴이 질적·양적으로 변화하면서 과거에는 전혀 문제가 되지 않았던 감염성 질환이 등장하여 새로운 위협이 되고 있다. 특히 야생동물을 집단적으로 대량 사육하고 판매하는 과정에서 생물학적 신종 병원성 변이 바이러스나 박테리아가 발생하여 새로운 충격을 주고 있다. 아직 처치 방안이나 예방 백신이 준비되지 못한 상황에서 대처 방안이 한정적일 수밖에 없다. 최근 유행하는 HIV, 인플루엔자, 사스, 메르스, 코로나19는 모두 돌연변이가 쉽게 일어나는 RNA바이러스라는 점에서 더욱 문제다.

신종 감염병이 발생하면 가장 먼저 해당 지역에 방역선cordon sanitaire을 설치하여 환자와의 접촉을 차단해야 한다. 감염병 확산을 방지하는 최고의 황금률은 방역 조치의 신속한 결단과 무관용적 실행뿐이다. 감염 확산을 방지하기 위한 차단의 초기 대응이 절대 중요하다. 빠르면 빠를수록 더욱 좋다. '호미로 막을 것을 가래로 막는다'는 속담이 그대로 적용된다. 이번 코로나19는 춘제를 앞두고 수억 명의 이동이 예측되고 있음에도 선제적 차단 조치를 강력하게 취하지 않은 중국 당국의 안이한 대응으로 인해 결국 전 세계로 확산되는 엄청난 화를 불렀다.

팬데믹과의 전쟁으로 전 세계가 피폐해졌다. 2019년 말부터 시작된 코로나19는 인류에게 재앙을 불러오고 사회를 마비시키며 세상을 암울하게 했다. 그런 와중에 백신 개발이 연이어 성공하면서 일

말의 희망을 불러왔지만, 새로운 변이들이 등장하면서 해법을 다시 어렵게 했다. 팬데믹에 의한 사망자의 폭발적 증가는 다가오는 초고령사회에 엄중한 경종을 울리고 있다. 특이하게도 노인들의 치사율이 젊은이들보다 현격하게 높은 고령자 특이적 패턴을 보이면서 인간의 수명 증가와 장수사회의 진입이 당연시되었던 인류 발달사의 세계적 흐름을 위협하고 있다.

팬데믹 사태는 장수사회의 미래에 엄중한 메시지를 던지고 있다. 코로나19 확진자와 사망자 숫자가 국가와 문화권에 따라 천문학적인 차이를 보이는 현상은 거주 공간의 문화적 특성이 매우 중요함을 알려주고 있다. 팬데믹의 경우 특효 치료제가 없고 예방 백신이 없는 경우, 일상에서 사회적 거리두기와 개인의 철저한 보호 활동, 특히 마스크 착용, 손씻기 같은 행동 외에 다른 대안이 없다. 이러한 질서를 지키는 것은 공동체 구성원으로서 기본 상식이며 당연한 사회적 요구사항이다. 그러나 이를 개인의 자유를 침해하는 문제로 보고 준수 여부에 대해 극심한 갈등을 겪은 서구사회의 사례를 보면서 문화의 차이가 얼마나 심각한지 새삼 깨닫게 된다. 팬데믹은 인류에게 밀집·밀폐·밀접을 피할 수 있는 공간에서 구성원들이 상호 배려의 공동체적 삶을 살아가기를 요구하고 있다.

코로나19는 무증상 상태에서 감염을 일으켜 방역 대책마저 어렵게 할 뿐 아니라, 사스코로나바이러스-2와 인체 세포 표적 분자와의 결합도도 다른 코로나바이러스보다 강하여 전파 위험도가 그만큼 높다. 또한 알파, 베타, 감마, 델타, 그리고 오미크론 변이로 우세종이 계속 바뀌면서 전파력은 더욱 강력해지고 있다. 그 결과 세계가 마비되고 선진국이라 불리는 나라들마저 무참한 피해를 받으며, 국가와 지역이 차례로 봉쇄되고 인적·물적 교류가 중단되는 초유의 사태가 벌어졌다. 이는 글로벌 사회를 지향해 온 인류에게 엄청난 좌절을 안겨주었고, 사회·문화적 개혁과 정치·경제적 개편을 요구하는 세계적 대전환을 예고하고 있다.

K방역 사례

전 세계에 코로나19가 확산되면서 우리나라의 대응 태세가 국제적인 주목을 받았다. 중국 우한에서 대규모 감염 사태가 발생하여 전 세계가 긴장하던 바로 그 직후에, 인구 5천만 명이 넘는 국가의 특정 지역에서 확진자가 순식간에 5천 명이 넘는 대단위 감염이 발생하자 전 세계가 한국을 예의주시하게 되었다. 돌발적인 코로나19 확산에도 중국과 같은 지역봉쇄 전략을 펴지 않았으며, 위기 상황에서도 철저한 진단과 생활 격리, 전자정보 시스템을 활용하여 효과적으로 통제하고 관리하는 방역정책이 다른 선진국들과 비교되었기 때문이다.

코로나19 팬데믹에 대한 우리나라의 대응은 세계의 언론매체가 객관적으로 보도한 자료와 국제적 학술지에 실린 논문들을 살펴보면 매우 긍정적으로 평가하고 있음을 알 수 있다. 특히 미국의 대표적인 두뇌 집단인 부르킹스연구소는 〈코로나19와의 전쟁: 한국의 교훈Combating COVID-19: Lessons from South Korea〉(2020. 4. 13)이라는 보고서에서 한국의 대응이 성공적이었던 7가지 이유를 밝힌다. 첫째 의사와 의료진의 보호, 둘째 병원 내 감염의 최소화, 셋째 모든 의료 비용에 대한 부담, 넷째 전자정부, IT 인프라, 공공 부문 혁신, 다섯째 마스크 착용 문화, 여섯째 투명성, 일곱째 리더십이 그것이다. 마이크로소프트 창립자인 빌 게이츠 이사장은 정보통신기술을 활용한 한국의 코로나19 대응이 다른 나라에 귀감이 되는 모범 사례라고 높이 평가했으며, 안토니우 구테흐스 유엔 사무총장은 앞으로 세계의 많은 나라들이 코로나19에 성공적으로 대응한 한국의 모범을 따라야 한다고 언급했다.

우리나라의 코로나19 팬데믹 대응 과정을 정리해 보면, 해외 언론매체가 극찬하듯이 미리 준비가 되어 있었다고 말할 수 있다. 우리나라는 메르스 사태에서 국가 방역이 위기에 빠졌던 뼈아픈 경험이 있었다. 당시 방역 체계의 문제점들을 검토하고 분석하여 새로운 감염병 대응 태세를 갖추는 중요한 계기로 삼았다. 제도적인 정비를 통해 검역과 역학조사를 위한 개인정보를 직극직으로 활용할 수 있는 근거를 마련했으며, 행정적으로는 거버넌스 체계를 단계적으로 가동하고 국민에게 정확한 정보를 투명하게 전달하는 체계를 마련했다. 또한 새로운 감염병이 발생하면 이를 극복하기 위해 진단과 처치를 신속하게 처리할 수 있는 시스템을 정비했다. 더욱이 이러한 위기 대응을 위해 정기적인 예행 연습을 미리 했다는 점이 특별했다. "우리가 겪은 위기를 결코 허비하지 말라."는 윈스턴 처칠의 말처럼 유비무환의 준비 태세를 갖춘 상태에서 코로나19 팬데믹을 맞게 된 것이다. 우리나라가 민관학산이 모두 합심하여 코로나 사태에 대응한 사례는 마치 전쟁 상황에서 적군을 격파하고 승리를 달성하기 위한 총체적 군사작전에 비유할 수 있다. 이러한 측면에서 코로나19에 대응하기 위해 전형적인 승리 작전 모델을 따랐다고 볼 수 있다.

우선, 인사 측면에서는 정치가가 아닌 전문가 집단인 질병관리본부가 앞장서서 위기 대응을 했다는 점이 매우 중요한 신뢰 효과를 가져왔고, 민관학산의 총체적 협업을 통해 괄목할 만한 성과를 이루었다. 특히 공무원(정부 부처, 지방자치단체 직원), 의료계(의사, 간호사, 간호보조사, 요양사, 구급대원, 진단검사 인력, 역학조사 인력, 자원봉사자), 산업계(진단키트 공급, 마스크, 산소호흡기 등 의료장비 공급), 학계(바이러스 특성 분석 보고)가 협력하고 지역 주민들이 해당 지역에 생활격리시설을 수용했다.

정보 측면에서는 매일 2회씩 코로나19 발생 현황을 정기적으로 국민들에게 알려주어 주의를 유지하도록 했으며, 확진자의 동선과 발생 패턴의 문제점을 지속적으로 공개했다. 역학조사 지원 시스템을 가동하여 확진자의 일괄 정보를 신속하게 처리하고, 해외 입국

자와 유입자는 모바일 앱을 설치하도록 해서 집중 관리했다. 이러한 신속 대응이 위기를 극복하는 중요한 해법이 되었다.

작전 측면에서는 4T Test, Track, Trace, Treat 전략을 완벽하게 수행했는데, 우리나라의 과학기술과 창의성이 크게 빛을 보았다. 학계는 바이러스를 분석하고 새로운 진단 시스템을 창안해 냈을 뿐만 아니라, 검역을 위한 드라이브스루, 워크스루 같은 검사시설을 창안하여 전 세계에 모범을 보였다. 감염 의심자들에게는 생활격리시설을 마련해 주었고, 확진자의 동선을 가능한 추적 방법을 사용하여 정확하게 밝히고 일반인에게 알림 서비스를 통해 생활 동선을 조심하도록 유도했다. 환자는 등급에 따라 구분하여 신뢰가 가는 치료를 무료로 평등하게 받도록 보장했다. 의심 대상자의 진단과 확진자의 치료 및 관찰 대상자의 생활 격리 등 모든 과정에서 발생하는 제반 비용을 국민건강보험과 국가 및 지방자치단체의 재정으로 해결했다.

군수 측면에서는 검사용 장비와 시료를 조기에 준비하여 제조하도록 긴급 허가했고, 마스크를 확보하여 전 국민 사용이 가능하게 했으며, 개인용 보호장비를 충분히 확보했다. 또한 음압 장비와 중환자 치료 시설을 최대한 확보하고, 지역 및 민관의 협력을 통해 보완했다. 식품의약품안전처도 백신과 치료제 개발을 위한 임상시험계획 Investigational New Drug, IND 신속 심의 체계를 구축하여 규제 혁신을 이루었다.

민수 측면에서는 제반 검사와 치료 및 격리 비용을 국가가 부담하는 것은 물론, 개개인의 경제적 피해를 최소한 보상하려는 노력을 했다. 문제가 되는 종교, 유흥, 스포츠, 학교 시설은 사용을 제한했지만, 국민들이 이를 납득하고 감수하며 상호 격려하도록 했다.

다만, K방역을 추진하는 과정에서 백신 확보를 위한 대응이 일부 지연됐다는 비판을 받은 것도 사실이다. 실제로 코로나19 팬데믹 초기 상황에서는 사회적 거리두기, 마스크 쓰기, 확진자 동선 공개 등으로 소기의 성과를 거둘 수 있었지만, 백신 확보를 서두르지 않은 이유에 대해서는 분석해 볼 필요가 있다. 주요 개발 백신인 화이자, 모더나, 아스트라제네카 중에서 기존에 확인된 방법으로 제조한 제품은 아스트라제네카 백신이었기에 국내 기업이 이 회사 제품의 국내 제조 협약을 우선적으로 했다. 화이자나 모더나의 백신은 기존 방법과 전혀 다른 mRNA 방식의 제제였기 때문에 그 효과와 실효성을 출시 후 검토하는 것으로 정책을 수립했다가 차질이 발생한 것이다. 이들 백신 중에서 새로운 mRNA 방식의 백신이 가장 우수한 효과를 나타냈고, 아스트라제네카 백신은 임상 3상에서 차질이 빚어진 것이 문제를 일으켰다. 그러나 이후 대한민국 정부는 총력을 기울여 화이자와 모더나 백신을 확보했고, 약간의 일정 차질은 있었지만 전체적으로 원활하게 백신접종이 진행되었다고 할 수 있다.

코로나19 팬데믹에서 사회적 조치와 대응뿐만 아니라 국내 바이오 산업 활성화에 크게 모범을 보인 바이오 벤처기업들과 대기업들이 코로나19 백신 개발도 적극적으로 추진하고 있다. 특히 세계적 제약회사가 개발한 다양한 백신들의 생산 기지 역할을 하고 있다. SK바이오사이언스의 아스트라제네카 백신, 삼성바이오로직스의 모더나 백신 생산이 공식적으로 이루어지고 있으며, 이 밖에도 스푸트니크V 백신, 존슨앤드존슨 백신 생산이 국내 기업들에 의해 추진되고 있다. 한편, 국내의 코로나19 백신 개발 현황을 보면, DNA 백신으로는 이노비오, 제넥신 및 진원생명과학이, 아단위 단백질 백신으로 유바이오로직스와 SK바이오사이언스가 이미 임상 2상에 들어갔다. 스마젠, 지노포커스, Gi이노베이숀 등 여러 바이오 벤처기업들도 상당히 유망한 전임상 결과들을 보여주고 있다.

이처럼 전무후무한 코로나19 팬데믹 사태를 맞아 민관학산이 모두 합심하여 세계적으로 모범이 되는 K방역이라는 새로운 브랜드를 창출했다. 우리나라 정부는 코로나19 사태를 유비무환과 속전속결의 병가의 원칙에 따라 대응했고, 국민들은 희생을 감수하며 상부상조와 환난긍휼의 두레 정신으로 임했으며, 학계와 산업계는 탐구와 개발 정신으로 빛을 발하여 위기를 성공적으로 대처하게 된 것이다. 하와이대학의 미래학자 짐 데이터Jim Dator는 "한국은 스스로를 있는 그대로 보면서 세계의 지도자가 되어야 한다. 더 이상 추종자가 될 수는 없다. 세상에는 더 이상 한국이 따라가야 할 나라가 없다. 그리고 앞에는 이미 검증된 적이 없는 세상이 있다."라고 말하면서 코로나19 팬데믹 이후 우리나라가 국제적 리더십을 발휘할 것을 요청했다.

과학기술, 미래 사회의 충분조건

인류의 본질적인 욕구는 불로장생의 추구에 있다. 어떻게 하면 더 오래 더 잘살 수 있을까 염원했고, 그 목적을 달성하기 위해 수단과 방법을 가리지 않고 노력해 왔다. 그 과정에서 수많은 편법과 사기가 판친 것도 어쩔 수 없는 일이었지만, 인간에게 주어진 숙명적인 제한 조건인 시간의 한계를 돌파하여 수명 연장을 추구하려는 욕망은 예나 지금이나 변함없다. 그로 인해 일련의 과학기술이 다양하게 개발되어 단계적으로 세상을 발전시켜 왔다. 인류는 자연선택에 의해 만물의 영장이라는 진화의 정상에 도달했지만, 이제는 더 이상 적응과 선택이라는 수동적 입장이 아니라 스스로 직접 디자인하여 종의 본질마저 과학기술을 활용하여 변형할 수 있는 Life 3.0 단계에 이르렀다. 종래의 진화론으로는 설명할 수 없는, 빠른 속도로 본질적인 변화를 초래하여 현생 인류의 틀을 벗어나 후생 인류로 탈바꿈하려는 새로운 세상에 다가가고 있다.

인류가 불로장생의 꿈을 추구하기 위해 노력해 온 일련의 역사적인 사건들을 정리해 보면 고대 신화 시대, 중세 연금술 신비주의 시대, 그리고 이성을 바탕으로 한 현대의 과학기술 시대로 나눌 수 있다. 공간을 확대하고 개척하기 위해 반인반수의 존재를 창안하고, 능력과 시간을 확대하거나 연장하기 위해 반인반신을 상상하면서 대자연의 위대함에 순응한 자연주의 또는 신본주의 시대가 시작이었다. 이후 인간이 자신에게 능력을 부여하고 가치를 고양하기 위해 인지능력을 통한 판단과 추론을 기반으로 한 인본주의 또는 인간주의 시대로 이어졌다. 이제는 생체기능을 극대화하기 위해 신체 내외에 보조기구와 기계를 장착할 뿐 아니라 생체 자체의 유전적 본질까지 변형하고 개선하는 반인반기半人半機의 존재로 변화한 인간이, 스스로 제작한 장치에 역으로 의존하는 기본주의machinacentrism 시대에 이르렀다. 인간 능력을 극대화하고 수명을 연장할 수 있는 시대에 인류가 진입한 것이다.

이러한 역사적 변천을 통해 인류의 꿈과 야망이 어디까지 나아갈 수 있을까 되돌아보지 않을 수 없다. 역사는 반복된다는 논리에 의하면 회귀해야 하는데 어떻게 달라질 수 있을까? 공간 영역의 확대와 생존 기간의 연장이 과연 인류를 행복하게 할 수 있을까? 정말 우리는 어디에서 와서 어디로 가는 것일까? 철학의 가장 단순한 명제를 다시 생각하며 불로장생 추구의 보완점은 무엇일까 고민해야 할 때가 되었다. 코로나19 사태는 지금까지의 인류 발전 흐름에 엄숙한 경종을 울리고 있다.

인류는 좌절하지 않고 어떠한 역경도 극복해 낼 수 있는 과학기술을 발전시켜 왔다. 코로나19도 치료법과 백신 개발을 통해 늦지 않은 시기에 대응할 준비를 갖추었다. 일반적으로 백신은 젊은 층에 비해 노인에게 효과가 상대적으로 미미하여 큰 우려를 가지고 있었는데, 이번에 화이자사나 모더나사가 개발한 코로나19 백신은 노인에게도 상당한 효과가 있다고 하니 고무적인 일이 아닐 수 없다. 인류 발전의 첨단에는 과학기술이 있으며, 아무리 험한 역경이라도 결국에는 극복하여 인류 역사의 도도한 흐름을 이어나가게 한다.

코로나19 팬데믹에서 고령층 치사율이 현저하게 높은 현상 때문에 근원적 욕구인 불로장생이 좌절되지 않을까 하는 우려가 생겼지만, 인류는 좌절하지 않고 이러한 역경도 극복해 낼 수 있는 과학기술을 발전시키고 있다. 오히려 코로나19 사태의 문제점인 노화를 해결하기 위한 구체적 노력들이 경쟁적으로 추진되면서 불로장생에 대한 인류의 꿈을 성취하는 새로운 돌파구를 찾을 수 있을 것으로 기대된다. 역설적으로 코로나19 팬데믹이 인류의 미래 사회를 건강하게 열어줄 전화위복의 계기가 된 것이다. 인류 역사의 흐름은 과학기술을 통해 아무리 험난한 역경도 결국은 극복해낼 수 있음을 보여주었다. 과학기술 발전이야말로 미래 사회의 제반 문제를 해결하기 위한 충분조건인 것이다.

플러스 알파 사회적 배려, 미래 사회의 필요조건

인류가 다른 동물과 달리 상대적으로 수명이 증가한 이유는 생존을 위해 단순히 위기를 탈출하거나 회피하는 수준에 머무르지 않고, 위기 상황에서도 상호 배려라는 사회적 특성을 보이며 생존 효율성을 크게 높였다는 차이점이 있기 때문이다. 그 예로, 고립된 장수 지역의 특성과 장수의 연관성을 생각해 볼 수 있다.

세계의 전통적 장수 지역은 지형적으로는 외부와의 소통이 어려운 깊은 산속 오지 또는 섬과 같은 고립된 곳들이거나 문화적으로는 특정한 종교나 관습에 의해 외부인들과 연결이 차단된 곳이라는 공통점이 있다. 장수 이론 중 하나로 장수고립설isolation theory of longevity을 들 수 있는데, 장수 지역의 환경적 특성은 외부의 침입이나 감염병의 이환을 방지하는 최적의 조건을 필요로 한다. 하지만 고립 또는 차단에 의한 청정하고 안전한 환경은 장수의 충분조건에 불과하다.

고립되면 인간은 심각한 고독으로 우울증과 불안감을 가지게 된다. 고립되어 혼자 살아가야만 하는 삶은 아무리 환경이 좋고 안전이 보장된다고 해도 행복해질 수 없다. 안전한 먹을 것과 마실 물이 제공되고 위험한 천적도 없으며 기후가 적합한 곳에서 살아가는 자강자립自强自立의 삶이라도 인간은 절해고도에 갇혀 홀로 살기를 결코 바라지 않는다. 인간은 수렵 시대를 거치면서 좁은 공간을 벗어나 보다 넓은 세상을 찾아가려는 욕망을 가지고 있었다. 그런 욕망을 달성하기 위해 항상 무리를 지어 함께 다녔던 기억이 유전자에 새겨져 있다. 홀로 살 수 없는 인간이기에 격리되어 살아야만 한다면 행복해질 수 있을까? 격리는 개인에게 고독이라는 충격을 주고 우울증으로 불행하게 한다. 이를 극복하기 위해서는 지역사회의 공동 노력이 필요하다.

장수 지역은 일상의 삶에서 주민들 간에 돈독한 관계를 형성하여 상호부조하고 협력하는 시스템이 전통적으로 발달되어 왔다. 우리 전통사회의 두레 정신이 바로 대표적인 해법이다. 함께 일하고 음식을 나누어 먹고 즐기며 어려움을 헤치며 사는 동고동락의 삶이 바로 장수 지역의 진정한 모습이다. 비록 외부와는 단절되더라도 내부 구성원이 단합하여 질서를 지키고 서로 배려하면 어떠한 위기도 극복할 수 있기 때문이다. 따라서 지역사회 구성원들이 함께 노력하여 위기를 돌파하는 배려의 문화야말로 바로 장수의 필요조건이다.

문화적 격리에 의한 장수의 특별 사례로 여러 종교 집단을 들 수 있다. 캘리포니아 로마린다 지역의 제7일안식교 집단이나 펜실베이니아 랭커스터 지방의 아미시 집단이 있다. 이들 종교 집단은 동일 종교 내에서만 결혼을 허락하는 종교적 관습을 그대로 유지함으로써 내부 결속력이 강한 자발적인 생활격리집단이 되었다. 반면, 특수한 질병으로 격리되어 살아가야 하는 한센인의 요양시설도 있다.

외모에 심한 변형을 초래하는 질병의 속성상 자의반 타의반 격리되어 왔던 질환이다. 우리나라 백세인 조사 과정 중에 우연히 찾은 소록도에서 한센인의 평균수명이 일반인보다 3~4년 더 높은 것을 발견했다. 원인을 조사하는 과정에서 한센인의 신앙심이 높고, 동료 환우들과의 상호관계가 돈독하다는 사실을 알게 되었다. 신앙에 의존하여 현세의 어려움을 잊고, 우정을 통해 세상의 편견을 극복한 한센인들은 국내뿐 아니라 국외의 환우들과도 긴밀한 동병상련의 유대를 맺고 있었다. 이러한 장수인과 장수 지역의 특성을 정리하면 비록 지역적으로나 문화적으로 고립되어 있더라도 믿고 의지할 수 있는 이웃이 있으면 얼마든지 장수가 가능하다는 것이다.

코로나19 사태에서 K방역이 국제적으로 부각되며 관심을 받게 된 성공 이유는 앞에서 언급한 대로 여러 가지가 있지만, 가장 중요한 것은 시민들의 적극적 참여와 양보, 그리고 이웃에 대한 배려라고 할 수 있다. 경제적으로 어려움이 있고 일상생활의 불편이 가득함에도 불구하고 국민들은 자신의 희생을 감수하며 상부상조의 전통사회 두레 정신으로 임했다. 전통사회 두레 정신의 근간인 향약을 보면 덕업상권德業相勸, 과실상규過失相規, 예속상교禮俗相交, 환난상휼患難相恤의 가르침이 있다. 이웃 간에 좋은 일은 권하고, 나쁜 일은 말리고, 질서는 지키고, 어려움은 서로 도우며 살아가야 한다는 삶의 자세는 바로 코로나19와 같은 팬데믹에서 우리 국민들을 안전하게 지키고, 우리 사회가 발전하는 근원이 되었다.

이번 코로나19 사태는 팬데믹을 극복하는 데 있어 과학기술의 발전은 충분조건에 불과하며 온전한 사회적 대응이야말로 필요조건임을 분명하게 보여준다. 선진국으로 알려진 나라들에서 사재기로 인한 혼란, 극단적인 인종차별과 혐오, 노인들의 치솟은 치사율과 병원의 치료 포기 등의 사례를 보면서 이와는 천양지판인 우리 국민들의 시민정신에 자부심을 느끼지 않을 수 없다. 물론 코로나19 위기가 절박한 초기에 이탈리아에서 가수가 아파트 베란다에서 노래로, 브라질에서 소방관이 고가사다리차에 올라 나팔을 불어 고립된 주민들을 위로하는 장면들을 보면서 이들 사회에도 이웃과 함께 고난을 극복하려는 처절한 노력이 있음을 알 수 있었다.

코로나19 사태가 일깨워준 위기 극복의 중요한 사회적 조건은 위기 상황에 대처하기 위한 단순한 회피와 격리만이 아니라, 함께 배려하며 위기를 돌파하려는 공동체적 노력임을 깨닫게 한다. 이제 코로나19 팬데믹도 고비를 지나 가까운 장래에 안정화될 것이 분명하다. 영국 시인 퍼시 셸리가 〈서풍의 노래Ode to the West Wind〉라는 유명한 시에서 "예언의 나팔이여! 오 바람아, 겨울이 오면 봄은 멀지 않겠지?"라고 노래했듯이, 이제 역경의 시대가 지나고 환희의 시대가 머지않아 찾아올 것이다.

참고문헌

김의호, 〈백신 면역증강제의 개발 동향〉, *BRIC View*, 2018-T03, 2018.

박상철, 《노화 혁명》, 하서출판사, 2010.

_____, 《마그눔 오푸스 2.0》, 우듬지, 2019.

셔윈 B. 눌랜드, 김학현 옮김, 《몸의 지혜》, 사이언스북스, 2002.

식품의약품안전청, 《백신 중 치메로살의 감량 등 허가 및 심사 가이드라인》, 2005.

제나 마치오키, 오수원 옮김, 《면역의 힘》, 윌북, 2021.

질병관리본부, 《예방접종 대상 감염병의 역학과 관리》, 제5판, 충북, 2017.

_____, 《성인 예방접종 안내서》, 제2판, 충북, 2018.

Anderson, B. R., Muramatsu, H., Nallagatla, S. R., Bevilacqua, P. C., Sansing, L. H., Weissman, D., Karikó, K., "Incorporation of pseudouridine into mRNA enhances translation by diminishing PKR activation," *Nucleic Acids Research* 38(17), 2010, pp.5884–92.

Andrew, M. K. et al., "Influenza Vaccination in Older Adults: Recent Innovations and Practical Applications," *Drugs Aging* 36(1), 2019, pp.29-37.

Bastola, R. et al., "Vaccine adjuvants: smart components to boost the immune system," *Arch. Pharm. Res.* 40(11), 2017, pp.1238-1248.

Blagosklonny, M. V., "From causes of aging to death from COVID-19," *Aging* 12(11), 2020, pp.1004-1021.

Chen, N., Zhou, M., Dong, X. et al., "Epidemiological and clinical characteristics of 99 cases of 2019 novel corona virus pneumonia in Wuhan, China: A descriptive study," *Lancet* 395(10223), 2020, pp.507-513.

Cheyne, Jr. L. H., "The origins of the vaccine cold chain and a glimpse of the future," *Vaccine* 19; 35(17), 2017, pp.2115-2120.

Christensen, D., "Vaccine adjuvant: Why and How," *Hum Vaccin Immunother* 12, 2016, pp.2709-2711.

Cunningham, A. L. et al., "Vaccines for older adults," *BMJ* 372: n188, 2021.

Dolgin, E., "The tangled history of mRNA vacines," *Nature* 597, 2021, pp.316-324.

Georgin- Lavialle, S. et al., "The telomere/telomerase system in autoimmune and systemic immune mediated disease," *Autoimmunity Reviews* 9(10), 2010, pp.646-651.

Gustafson, C. E., Kim, C. W., Weyand, C. M., Goronzy, J. J., "Influence of immune aging on vaccine responses," *J Allergy Clin Immunol* 145, 2020, pp.1309-1321.

Helby, J. et al., "Shorter leukocyte telomere length is associated with higher risk of infections: A prospective study of 75,309 individuals from the general population," *Helmatologica* 102(8), 2017, pp.1457-1465.

High, K., "Immunizations in older adults," *Clin Geriatr Med.* 23, 2007, pp.669-685.

Karikó, K., Buckstein, M., Ni, H., Weissman, D., "Suppression of RNA recognition by Toll-like receptors: the impact of nucleoside modification and the evolutionary origin of RNA," *Immunity* 23(2), 2005, pp.165-75.

Karikó, K., Muramatsu, H., Welsh, F. A., Ludwig, J., Kato, H., Akira, S., Weissman, D., "Incorporation of pseudouridine into mRNA yields superior nonimmunogenic vector with increased translational capacity and biological stability," *Molecular Therapy* 16(11), 2008, pp.1833-40.

Karikó, K., Weissman, D., Welsh, F. A., "Inhibition of toll-like receptor and cytokine signaling – a unifying theme in ischemic tolerance," *J Cerebral Blood Flow Metabol* 24(11), 2004, pp.1288–304.

Kirkland, J. L., Tchkonia, T., "Senolytic drugs: from discovery to translation," *J Intern Med*, 2020, Doi.org/10.1111/joim.13141

McElhaney, J. P. G., "Recent advances in influenza vaccines," *F1000 Res* 28; 9: F1000 Faculty Rev-305, 2020.

McNeil, M. M., DeStefano, F., "Vaccine-associated hypersensitivity," *J Allergy Clin Immunol* 141(2), 2018, pp.463–472.

Nehme, J., Borghesan, M., Mackedenski, S., Bird, T. G., Demaria, M., "Cellular senescence as a potential mediateor of COVID-19 severity in the elderly," *Aging Cell* 19: e13237, 2020.

Pardi, N., Hogan, M. J., Porter, F. W., Weissman, D., "mRNA vaccines, a new era in vaccinology," *Nature Review, Drug Discovery* 17, 2018, p.263.

Sandbrink, J. B., Shattock, R. J., "RNA Vaccines: A Suitable Platform for Tackling Emerging Pandemics?", *Front Immunol* 22: 608460, 2020.

"Severe outcomes among patients with Corona virus disease. 2019(Covid-19) United States from Feb12-Mar16. 2020," *MMWR Morb Mortal Wkly Rep 2020*; 69: pp.343-46

Tsai, T. F., "Fluad®-MF59®-Adjuvanted Influenza Vaccine in Older Adults," *Infect Chemother* 45(2), 2013, pp.159-174.

Vasireddy, D., Vanaparthy, R., Mohan, G., Malayala, S. V., Atluri, P., "Review of Covid-19 vaccine efficacy: What the clinicians should know?" *J Clin Med Res.* 13(6), 2021, pp.317-325.

Weinberger, B., "Adjuvant strategies to improve vaccination of the elderly population," *Pharmacology* 41, 2018, pp.34–41.

Yildirim, Z., Sahin, O. S., Yazar, S., Cetintas, V. B., "Genetic and epigenetic factors associated with increased severity of COVID-19," *Cell Biol Int* 1-17, 2021, DOI: 10.1002/cbin.11572

코로나19가 바꾼 백세시대의 미래

초판 1쇄 인쇄일 2022년 6월 8일
초판 1쇄 발행일 2022년 6월 16일

지은이 박상철

발행인 윤호권
사업총괄 정유한

편집 박정철   디자인 제이알컴   마케팅 윤아림
발행처 ㈜시공사   주소 서울시 성동구 상원1길 22, 6-8층(우편번호 04779)
대표전화 02 - 3486 - 6877   팩스(주문) 02 - 585 - 1755
홈페이지 www.sigongsa.com / www.sigongjunior.com

글 ⓒ 박상철, 2022

ISBN 979-11-6925-018-4 03510

- 시공사는 시공간을 넘는 무한한 콘텐츠 세상을 만듭니다.
- 시공사는 더 나은 내일을 함께 만들 여러분의 소중한 의견을 기다립니다.
- 잘못 만들어진 책은 구입하신 곳에서 바꾸어 드립니다.